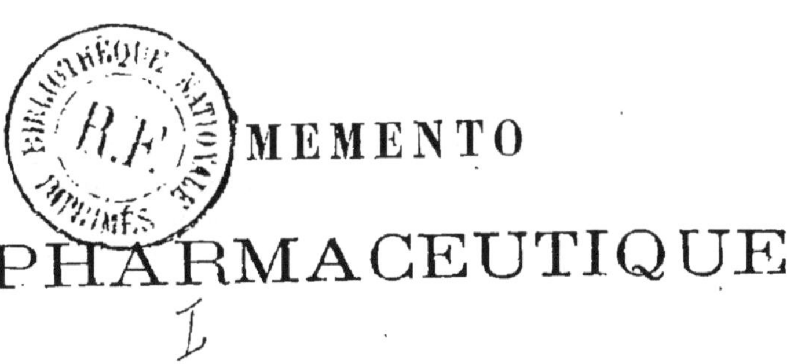

MEMENTO
PHARMACEUTIQUE

MEMENTO
PHARMACEUTIQUE

MÉDICAMENTS USUELS

ANALYSES BACTÉRIOLOGIQUES ET CHIMIQUES

EMPOISONNEMENTS

RENSEIGNEMENTS PRATIQUES

PAR

A. CARTAZ

Pharmacien de 1re classe

Ancien interne des hôpitaux

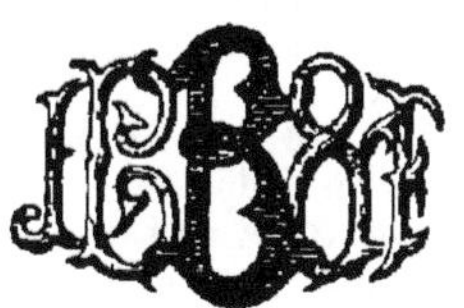

PARIS

LIBRAIRIE J.-B. BAILLIÈRE ET FILS

19, rue Hautefeuille, près du Boulevard Saint-Germain

—

1905

AVANT-PROPOS

—

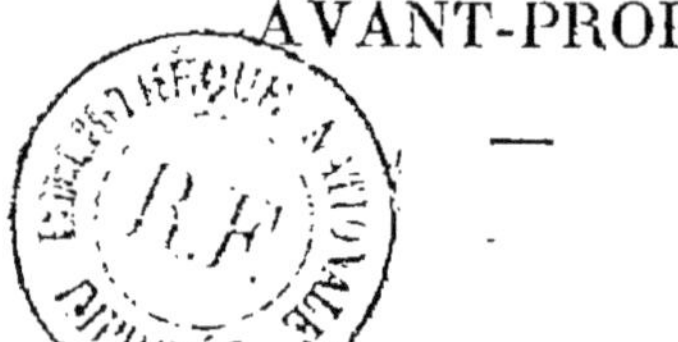

Comment un médecin, un pharmacien, peut-il à l'heure actuelle se retrouver dans la production intensive des nouveautés chimiques et pharmaceutiques? Chacun, croyant avoir trouvé une panacée nouvelle, s'empresse de chercher dans ses racines grecques ou latines un nom ronflant et il est arrivé souvent que le produit a reçu le baptême de toutes les religions.

J'ai réuni dans ce *Memento pharmaceutique* ces produits nouveaux, avec leurs synonymes les plus connus, et les médicaments usuels, pour faciliter les recherches médicales ; j'ai indiqué l'origine, les caractères et les propriétés, le point de solubilité dans l'eau distillée, ainsi que les doses à employer.

J'ai complété mon travail par ce que j'ai appelé les *Analyses du Pharmacien*, analyses chimiques et bactériologiques, qui sont usuelles et que chacun de nous est amené à faire tous les jours : l'urine, le lait, les crachats et l'eau.

J'ai cru en outre devoir donner quelques renseignements sommaires sur les symptômes et le traiment des *empoisonnements*.

Il y a enfin nombre de formules toujours embarrassantes à trouver dans une série de gros volumes : les *densités des mélanges d'alcool*, les *poids des gouttes*, les *formules chimiques, des principaux corps chimiques*, les *lois physiques,* qu'on oublie trop facilement. Nous avons emprunté quelques-uns de ces tableaux à l'*Agenda du chimiste*.

J'ai cru remplir une lacune en publiant ce *Memento* et rendre service à tous, en facilitant aux médecins la rédaction des formules et aux pharmaciens la préparation des ordonnances.

Nous serons reconnaissant à nos lecteurs de nous signaler les omissions ou les imperfections.

A. CARTAZ.

MEMENTO
DU PHARMACIEN

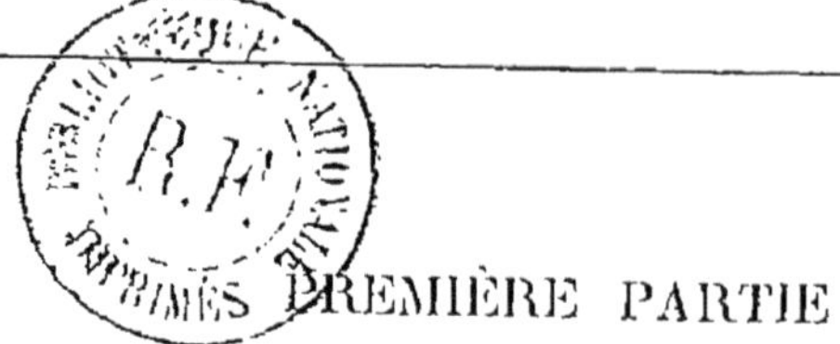

PREMIÈRE PARTIE

LES MÉDICAMENTS USUELS

A

Abrastol. — V. *Asaprol.*

Abrine. — Principe actif du Jequirity, toxalbumose végétale, dont la nature se rapproche de la toxine diphtéritique et de la tétanotoxine.

Absinthe. — Plante d'Europe. — Feuilles. — Apéritif, emménagogue. — Poudre 1 à 4 gr. — Extrait 0,20 à 2 gr. — Infusion 10 0/00.

Absinthine. — Alcaloïde de l'absinthe. — Cristaux blancs. — Insoluble. — Anorexie, chloro-anémie. — 0,10 ctg. 2 fois par jour.

Acajou à bois (*Swietenia Mahagoni*).—Haïti.—Tonique, fébrifuge.

— à pomme (*Ceju*). — Le fruit connu sous le nom de *noix d'acajou* (*Anacardium occidentale*). — Le péricarpe des fruits contient une huile, le *Cardol.* — L'écorce est employée contre le diabète insipide en macération, le malade s'abstenant de boire.

Acerdol. — V. *Permanganate de chaux*.

Acétal. — Ether diéthylique de l'aldéhyde éthylique.
— Liquide. — Sol. 1/28. — Hypnotique. — 5 à 10 gr.

Acétamidosalol. — V. *Salophène*.

Acétanilide (*Blanc de Hongrie*). — V. *Antifébrine*.

Acétate d'aluminium. — Masse gommeuse. —
Soluble. — Désinfectant énergique.

— **d'ammoniaque liquide** (*Esprit de Minderc-rus*). — Liq. incolore. — Stimulant, diaphorétique. —
Contre l'ivresse. — De 5 à 20 gr., en potion.

— **de cuivre** (*Verdet*). — Poudre verte. — Soluble
1/13. — Escharotique. — Int. 0,03 mill. à 0,01 ctg.

— **d'éthyle.** — Mêmes indications que *l'éther sulfu-rique*.

— **de fer.** — Pharmacopée allemande. — Vert clair.
— Inusité.

— **de mercure** (*Acétate mercureux*). — Crist. —
Sol. 1/333. — Antisyphilitique — 0,01 à 0,05 ctg.

— **de morphine.** — Poudre blanche. — Très soluble.
— Narcotique, sédatif, hypnotique — 0,01 à 0,05 ctg.

— **de plomb cristallisé.** — Sel blanc. — Soluble 1/2.
— Sueurs nocturnes, diarrhées colliquatives. — De
0,10 à 0,30 ctg.

— — (**sous-**) **liquide.** — Liquide incolore. — Résolutif,
siccatif, astringent. — Collyres, lotions. — Eau blan-che 20 0/00.

— **de potasse.** — Blanc déliquescent. — Fondant,
apéritif, diurétique. — De 1 à 15 gr. dans potion,
tisane.

— **de soude.** — Cristaux blancs. — Sol. 1/3. —

Mêmes usages que l'acétate de potasse. — 4 à 20 gr. en potion.

Acétate de zinc. — Sel soluble. — Blennorragie de 0,20 à 0,30 0/0 ; conjonctivites. — Collyres 0,20/150.

Acétique (Acide) cristallisé. — Liquide incolore. — Caustique. — Antidote contre les empoisonnements par les alcalins, en solutions étendues. — Inhalations.

Acétocaustine. — Solution d'acide trichloroacétique à 50 0/0.

Acétonal. — Acétate de soude et d'alumine. — Antiseptique.

Acétone. — Liquide soluble dans tous les liquides. — Anesthésique, anthelmintique. — XV à XXX gouttes dans potion aromatique.

— diéthylsulfone. — V. *Sulfonal.*

Acétophénétidine. — V. *Malarine.*

Acétophénone. — V. *Hypnone.*

Acétophosphate de cuivre. — V. *Phosphate de cuivre.*

Acétopyrine (*Acétosalicylate d'antipyrine*). — Poudre blanche. — Peu soluble. — Analgésique, antipyrétique. — 0,20 à 3 gr. par jour, espacés.

Acétozone. — V. *Benzozone.*

Acetparamidosalol. — V. *Salophène.*

Acetparaphénétidine. — V. *Phénacétine.*

Acétylethoxyphényluréthane. — V. *Thermodine.*

Acétylparaoxyphénylmethane. — V. *Acurodine.*

Acétylsalicylate de méthyle. — Cristallisé. — Insoluble. — Produit antirhumatismal. — Sans l'odeur du salicylate de méthyle.

Acétylsalicylique (Acide). — V. *Aspirine.*

Acétyltanin. — V. *Tannigène.*

Ache (*Céleri des marais*). — Racines, fruits. — Excitant, diurétique. — Infusé, 15 à 20 0/00.

Acoïne (*Alkyloxyphenylguanidine*). — Anesthésique très soluble, moins toxique que la cocaïne. — Agit plus longtemps, plus irritant. — Solution 1/100.

Aconit Napel. — Plante d'Europe. — Feuilles, fleurs, racines. — Sédatif nerveux. — Poudre de 0,05 à 0,30 ctg. — Teinture feuilles au 1/5 de 1 à 5 gr. — Alcoolature de racines V à XXX gouttes. — LIII gouttes au gramme. — Sirop 0,50 ctg. par 20 gr. préparé avec l'Alcoolature de racines.

Aconitine cristallisée. — Alcaloïde de l'aconit. — Peu soluble, 1/750. — Névralgies faciales. — Très toxique. — Granules de 1/4 à 1/10 de milligr. — 2 à 3 fois par jour.

— (**Oléate d'**). — Liquide rouge insoluble. — Névralgies. — Frictions.

Aconitum ferox. — Plante d'Asie. — Racine. — Pleurésie, pneumonie. — Teinture; 1 à 2 gr. — Plus actif que l'aconit napel.

— **hétérophyllum.** — Plante des Indes. — Tonique. — Fièvres intermittentes. — Poudre 0,25 à 0,50 ctg.

Acore (*Roseau aromatique*). — Rhizome. — Stomachique, amer, stimulant. — Poudre 1 à 4 gr. — Infusé 20 0/00.

Actinium. — Corps radioactif retiré de la pechblende.

Actol (*Lactate d'argent*). — Poudre blanche. — Soluble 1/15. — Gargarismes, lavages. — 1/50.

Adénine. — V. *Lymphatine.*

Adonidine.— Glucoside de l'*Adonis vernalis*.— Poudre jaune soluble. — Succédané de la digitaline. — 0,01 à 0,02 ctg. par jour.

Adrénaline (*Takamine*). — Extrait des capsules surrénales. — Cristaux blancs; amers, très solubles. — Hémostatique vaso-constricteur et hémostatique en laryngologie, ophtalmologie. — Solution normale 1/1000. — Coryza, épistaxis, fièvre des foins, hémoptysies, métrorragies, X à XL gouttes. — Potion.

Ægle marmelos. —Fruit.— Stimulant.— Diarrhée. — Extrait fluide 30 à 60 gr.

Æsco-chinine (*Esculinate neutre de quinine*).—Poudre jaune.— Amer.— Insoluble. — Antiglaireux.— Coryza, enrouements. — De 0,40 à 0,50 ctg.

Æsculine. — Glucoside retiré du marron d'Inde.

Agarécinphénétidines. — Composés résultant d'acide agaricique et de paraphénétidine.

Agaric (*Bolet officinal, Agaric blanc*). — Champignon.—Purgatif, drastique.—Sueurs des phtisiques. — Poudre 0, 25 à 1 gr. — Extrait 0,05 à 0,20 ctg.

— **du chêne.** — V. *Amadou*.

Agaricinate de Bismuth. — Poudre blanche. — Sueurs. — 0.15 à 1 gr.

Agaricine. — Principe actif de l'agaric. — Cristaux blancs. — Insoluble. — Sueurs nocturnes. — De 5 à 10 milligr.

Agaricique (Acide). — Principe vénéneux de l'*Agaricus muscarius*, ou agaric blanc (ne pas confondre avec agaricine). — Antisudoral. — 0,01 à 0,15 ctg.

Agathine (*Salicyl α méthylphenyl-hydrazine*). —

Paillettes blanches. — Insoluble. — Névralgie sciatique. — 0,50 ctg. 3 fois par jour.

Agurine. — Sel double de théobromine 60 0/0 et d'acétate de soude. — Poudre blanche. — Très soluble. — Diurétique. — Cachets de 0,25 à 0,50 ctg. par jour.

Ahoui. — V. *Cerbera Thevetia*.

Ail cultivé. — Bulbe. — Excitant, rubéfiant. — 10 à 15 gr. — Sirop 30 à 50 gr.

Airelle-myrtille. — Plante d'Europe. — Feuilles, fruits. — Diurétique, antidiarrhéique. — Teinture fraîche au 1/10, 15 à 20 gr.

Airol (*Oxyiodogallate de bismuth*). — Poudre verte. — Insoluble. — Antiseptique, siccatif. — Succédané de l'iodoforme.

Alaninate de mercure (*Amidopropionate de Hg.*). — Poudre blanche. — Soluble. — Syphilis. — Inj. hyp. — 0,005 à 0,015 millig.

Albargine. — Combinaison de gélatose et de nitrate d'argent. — Poudre grise. — Soluble. — Blennorragie. — 0.10 à 2 0/0.

Albumen iodatum (*Eigon natrium, Albuminoïde iodée*). — Blanc. — Soluble. — Assimilable.

Albuminate d'argent. — V. *Largine*.

— **de bismuth.** — V. *Bismuthose*.

— **de cuivre.** — V. *Cupratine*.

— **de fer.** — V. *Ferratine*.

— **de tanin.** — V. *Tannalbine*.

Albumine de blanc d'œuf. — Soluble dans l'eau. — Antidiarrhéique. — Antidote des poisons minéraux. — Eau albumineuse, 4 blancs d'œufs par litre d'eau.

Alcali. — V. *Ammoniaque*.

Alcool éthylique. — Produit de la distillation des grains, betterave, vin. — Stimulant. — Potion. — Vin cordial.

— **trichloro-isopropylique.** — V. *Isopral*.

Aldéhyde formique. — V. *Formaldéhyde*.

— **formique polymérisée.** — V. *Paraforme*.

— **trichlorée.** — V. *Chloral (Hydrate de)*.

Aleptone. — Forme colloïdale de peptonate de fer et de manganèse, sucrée.

Aleunorat. — Gluten de froment. — Poudre aune inodore. — Aliment pour diabétiques.

Alkékenge (*Coqueret*). — Baies, tiges, feuilles. — Diurétique, fébrifuge. — Poudre, 5 à 20 gr. — Extrait, 4 à 6 gr.

Alkyloxyphénylguanidine. — V. *Acoïne*.

Allamanda cathartica. — Arbre de la Guyane. — — Suc et écorce cathartiques. — Suc 8 à 10 gouttes. — Infusé, 10 0/00.

Allylsulfocarbamide. — V. *Thiosinnamine*.

Allylsulfo-urée. — V. *Thiosinnamine*.

Aloès. — Suc extrait de divers aloès : soccotrin, Barbades. — Purgatif, drastique, anthelmintique. — 0,05 à 0,25 cent. — Teinture, 5 à 10 gr.

Aloïne. — Principe actif des aloès. — Cristallisé, jaune. — Peu soluble. — Purgatif. — 0,10 à 0,50 cent.

Alphol (*Salicylate de naphtol α*). — Antiseptique. — Rhumatisme articulaire. — 1 à 2 gr. par jour. — Cachets, paquets.

Alstonia scholaris. — Plante des Indes. — Écorce.

— Tonique, fébrifuge. — Poudre, 20 à 25 gr. — Teinture 3 à 6 gr.

Alumine. — V. *Oxyde d'aluminium*.

Alumnol (*Naphtol disulfonate d'aluminium*). — Soluble. — Astringent, antiseptique.— Gargarismes, plaies, lavages, blennoragie.— Solution 1/4 à 5 0/0. — Pommade 1 à 20 0/0.

Alun (*Sulfate double d'alumine et de potasse.*— Poudre blanche.— Soluble 1/10.— Astringent styptique, désinfectant. — Solution 1 à 3 0/0.

Amadou (*Agaric de chêne*). — Non salpêtré sert à arrêter les hémorragies légères.

Amandes amères. — Fruit de l'amandier. — Arbre d'Europe.—Fébrifuge, tœnifuge. — Eau distillée 1 à 10 gr.

— **douces.**— Fruit.— Emollient. — Huile, 10 à 20 gr. en émulsion. — Sirop d'orgeat,

Ambre gris. — Concrétions du cachalot. — Stimulant. — Poudre 0,25 à 1 gr.

— **jaune.** — Inusité.

Amido acetparaphénétidine. — V. *Phénocolle*.

Amidobenzoïque (**éther**). — Liquide huileux, dissout les calculs hépatiques. — Potion émulsionnée.— Capsules 0,10 à 0,50 ctg.

Amidon.— Retiré des graminées, riz, blé, maïs. — Analeptique, émollient. — Lavements 30 0/00. — Glycérés. — Bains, 500 gr. à 1 kilo.

Amidopyrine. — V. *Pyramidon*.

Aminoforme (*Hexaméthylène tétramine, Urotropine,*

Formine). — Soluble. — Antiseptique des voies urinaires. — 0,50 à 2 gr. par jour.

Ammoniaque (*Alcali volatil*).—Stimulant diffusible, antiacide, diaphorétique, caustique. — Intérieur, V à XX gouttes.

Ammonol.— Poudre blanche.— Peu soluble.— Analgésique de 0,30 ctg. à 1 gr.

Amygdalate d'antipyrine (*Tussol*). — Poudre soluble. — Coqueluche. — 0,05 à 0,50 ctg. 4 fois par jour suivant l'âge. Ni dans le lait, ni dans les liquides alcalins.

Amygdaline.— Extraite des amandes amères, donne avec l'émulsine de l'acide cyanhydrique, du glucose et de l'hydrure de benzoïle.

Amygdophénine (*Ethylamygdophénine*). — Poudre grise. — Peu soluble. — Analgésique, antirhumatismale.— 1 à 3 gr. — Cachets.

Amyle (Nitrite d').—Liquide jaunâtre.— Insoluble.— Asthme, migraines.— Quelques gouttes en inhalations.

— **(Salicylate d')**. — Liquide incolore. — Peu odorant. —Insoluble.—Badigeonnages.— Rhumatismes.

— **(Valérianate d')**. — Liquide huileux. — Dissolvant des calculs hépatiques. — 0,50 0/0. — Potion émulsionnée. — Capsules 0,10 à 0,20 ctg.

Amyléine α. β **(Chlorhydrate d')**.—V. *Stovaïne*.

Amylène pur (*Pental*).—Liquide incolore, volatil.— Insoluble.— Hypnotique, anesthésique.—Dangereux.

—**Chloral** (*Dormiol*).— Liquide incolore, sirupeux.— Insoluble. —Hypnotique. — Potion.—Capsules 0,50 à 1 gr. — Maximum, 2 gr.

1.

Amylène (Hydrate d').—Liquide incolore.—Soluble 1/8. —Narcotique. — Insomnie. — Potion aromatique 2 à 4 gr.

Amylénol. —.V. *Salicylate d'amyle.*

Amyloforme. — Formol et amidon. — Poudre blanche.— Insoluble. — Antiseptique, siccatif. — Succédané de l'iodoforme.

Amythine (*Acide ichthyolsulfonique*). — Se combine avec les substances huileuses et les dissout.—Sert à stériliser le catgut. — Pansement. — Sol. à 1 0/0.

Amytol. — V. *Amythine.*

Anacardium occidentale. — V. *Acajou à pomme.*

Analan. — Mélange d'astringents et d'antiseptiques.

Analgène. — Colore les urines en rouge. — Analogue à la phénacétine. — Malaria. — 3 à 4 gr. par jour.

Analgésine. — V. *Antipyrine.*

Andira inermis.— Plante de la Jamaïque.—Ecorce. — Anthelmintique. — Décoction 30 0/00.

Andirine. — Principe actif de l'*Andira.*

Andrographis paniculata (*Justicia paniculata, Kariyat*). — Plante de l'Inde. — Tonique amer, stomachique. — Teinture 1/5 de 4 à 15 gr.

Anémone pulsatille. — Plante d'Europe.— Plante. — Anti-amaurotique, antidartreux.— Alcoolature II à XX gouttes. — Extrait 0,05 à 0,10 ctg. — Poudre 0,20 à 0,40 ctg.

Anémonine. — Principe actif de l'anémone. — Peu soluble. — Aménorrhée, catarrhe, asthme. — 0,02 à 0,04 ctg. — Pilules.

Anémorénine. — Préparation surrénale pour usage dentaire. — Solution I : Solution d'extrait surrénal à 12 0/0. — Solution II : Contient 3 mill. chlorhydrate de tropacocaïne et 2 mill. NaCl. — On mélange le n° 1 et le n° 2 pour injections anesthésiques.

Anesine ou **Aneson**. — Solution aqueuse de trichloropseudobutylalcool à 2 0/0. — Anesthésique.

Anesthésine (*Ether éthylique de l'acide para-amidobenzoïque*). — Poudre blanche. — Peu soluble. — Ulcère rond, dyspepsie, catarrhes, plaies douloureuses. — Anesthésique local, 0,30 à 2 gr. — Externe : pommade 5 à 10 0/0.

Angelim amargoso. — Arbre du Brésil, dont on retire la *poudre de Goa*.

Angélique. — Plante d'Europe. — Plante, fruits. — Stimulant, stomachique. — Infusé 20 0/00. — Teinture 2 à 10 gr.

Angioneurosine. — V. *Trinitrine*.

Angusture vraie. — Arbre d'Amérique. — Ecorce. — Amer fébrifuge 1 à 4 gr. — Ne pas confondre avec la fausse angusture, très toxique.

Angusturine. — Principe actif de l'Angusture.

Anhydroglycochloral. — V. *Chloralose*.

Anilide méta-arsénieuse. — V. *Atoxyl*.

Aniline (*Phenylamine*). — Liquide incolore. — Peu soluble. — Chorée, Eclampsie. — Toxique.

Anilypirine. — Composé d'acétanilide et d'antipyrine. — Corps blanc. — Soluble. — Antithermique, analgésique. — 1 à 2 gr. fractionnés.

Aniodol. — Solution antiseptique à base de trioxyméthylène.

Anis étoilé (*Badiane*). — Plante d'Asie. — Fruits. — Stimulant. — Teinture 1/5 de 5 à 10 gr. — Infusé 10 0/00.

— **vert.** — Plante d'Europe. — Fruits. — Excitant carminatif. — Essence I à X gouttes. — Infusé 10 0/00 — Poudre 1 à 4 gr.

Anodynine. — V. *Antipyrine.*

Anozol. — Iodoforme désodorisé avec 20 0/0 de thymol.

Anthracène (*Acétylodiphénylène paranaphtaline*). — Carbure d'hydrogène.

Anthrakokali (*Carbure de calcium*). — Affections cutanées. — Pommade 1/20.

Anthrarobine. — Produit de réduction de l'alizarine. — Poudre jaunâtre. — Insoluble. — Psoriasis, lèpre. — Pommade 1/10.

Anthrasol. — Mélange de goudron de houille purifié avec du goudron de genévrier. — Huile jaune. — Insoluble. — Dermatoses.

Antiarine. — Glucoside de l'*Antiaris toxicaria.* — Poison du groupe de la digitale.

Antifébrine (*Acétanilide*). — Lamelles brillantes. — Soluble 1/200. — Antithermique nervin. — 0,50 à 3 gr.; par 0,50 ctg. maximum.

Antifungine (*Borate de magnésie*). — Poudre blanche. — Soluble 1/4. — Antiseptique. — Diphtérie.

Antikamnia. — Mélange de bicarbonate, caféine, antifébrine. — 0,20 ctg.

Antimoine diaphorétique. — V. *Oxyde blanc d'antimoine.*

Antimoine sulfuré. — V. *Sulfure d'antimoine.*

Antinervine (*Salicylbromanilide*). — Analgésique. — 0,50 à 1,50. — Cachets.

Antinonine. — Désinfectant à base de crésol.

Antinosine. — Sel sodique du tetraiodophénolphtaléine. — Antiseptique, antiblennorragique. — Solution 0,50 à 2,50 0/0.

Antipyrine (*Analgésine, Dimétyloxyquinizine*). — Poudre blanche cristalline. — Très soluble. — Antithermique, analgésique. — De 2 à 6 gr. — Potion, cachets.

— **Sulfonate de sodium.** — Poudre cristalline. — Soluble.

Antisepsine (*Acétanilide monobromée*). — 0,02 à 0,05 ctg. par dose.

Antiseptine. — Combinaison d'iodure de zinc et de bromothymolate de zinc.

Antiseptol (*Iodosulfate de cinchonine*). — Poudre brune. — Insoluble. — Contient 50 0/0 d'iode. — Remplace l'iodoforme.

Antispasmine (*Salicylate de soude et de narcéine*). — Sédatif 0,05 à 0,15 ctg. — Solution.

Antithermine. — Combinaison de l'acide levulinique sur la phénylhydrazine. — Antithermique, antiseptique.

Antitoxique général. — Lait additionné de 5 0/0 de borate de soude.

Antitussine. — Pommade à 5 0/0 de difluordiphényle — Coqueluche.

Anytine. — Solution aqueuse d'acide sulfoichtyolique à 33 0/0. — Désinfectant.

Apiol. — Liquide huileux, jaune, retiré du persil. — Insoluble. — Antipériodique, emménagogue, fébrifuge. — 0,15 à 20 ctg.

Apocodéine. — Poudre blanche. — Soluble. — Sédatif, vomitif, expectorant. — Injections hypodermiques, 15 à 20 millig. — Potion 1 à 4 ctg.

— **(chlorhydrate d').** — Soluble. — Sédatif, hypnotique. — En injections hypodermiques de 15 à 20 millig.

Apocynine. — Principe actif de l'*Apocynum*. — Vomitif, purgatif.

Apocynum cannabinum (*Chanvre du Canada*). — Racine. — Eméto-cathartique, diurétique. — Poudre 1 à 2 gr.

Apolysine (*Citrophène α monophénéthydine*). — Analogue au citrophène. — Soluble 1/55. — Influenza, pneumonie, rhumatisme, migraine. — 1 à 6 gr. par jour.

Apomorphine. — Poudre grise. — Soluble. — Emétique, expectorant, *dangereux*. — Injections, 5 à 10 milligr. de chlorhydrate. — Vomitif, 5 à 10 millig. en solution au 100e.

Araroba. — V. *Chrysophanique* (*Acide*).

Arbutine. — Principe actif de la calmie, de la pyrole, de la busserolle. — Aiguilles. — Soluble. — Diurétique. — 0,20 à 0,60 ctg.

Arec (Noix d'). — V. *Noix d'arec*.

Arécaïdine. — Alcaloïde de la noix d'arec.

Arécaïne — —

Arécaline — — Cristaux blancs. — Soluble. — Sialagogue 10 fois plus actif que la pilocarpine; agit aussi comme tænicide 1 milligr. — Injections hypodermiques 1/2 à 1 milligr.

Arenaria rubra (*Sabline rouge*). — Plante. — Diurétique. — Infusion 30 0/00. — Extrait 1 à 2 gr.

Argemone mexicana (*Pavot épineux*). — Antilles. — Hypnotique, sédatif 0,01 à 0,10 ctg. — Huile des graines, XX gouttes, purgatif.

Argent. — Métal brillant. — Inusité.

— **colloïdal.** — V. *Collargol.*

Argentamine. — Solution d'argent (chlorure) dans l'éthylène diamine. — Antiblennorragique 0,25 0/00.

Argentol. — Combinaison d'oxychinoline et d'argent — Peu soluble. — Antiseptique.—Pommade 1 0/0.— Injections 0,50 à 1 0/00.

Argonine (*Caséinate d'argent*). — Poudre blanche. — Soluble à chaud. — Non caustique, bactéricide.— Urétrites. — Solutions récentes de 1 à 3 0/0.

Argyrol (*Vitellinate d'argent*).— Lamelles noires. — Soluble. — Non caustique. — Conjonctivites catarrhales. — Collyre de 5 à 20 0/0.

Arhovine. — Liquide aromatique. — Insoluble. — Maladies des voies urinaires. — Capsules de 0,25 ctg. 2 à 3 fois par jour.

Aristochine (*Ether carbonique de la quinine*). — Poudre blanche. — Insoluble. — Contient 96 0/0 de quinine. — Névralgie, malaria, fièvre typhoïde, coqueluche.— 0,50 ctg. à 1 gr. 2 à 3 fois par jour.

Aristol (*Iodure d'iodorésorcine, thymol bi-iodé.*) — Poudre chamois. — Insoluble. — Succédané de l'iodoforme. — Antiseptique. — Ulcérations.—Pommade 1/20. — Poudre 1/10. — Intérieurement, pilules 0,10 ctg. 3 à 4 par jour.

Aristoloche (*Serpentaire de Virginie*).— Racine.— Excitant, tonique, fébrifuge. — Infusé 20 0/00.

Aristolochine. — Principe actif de l'aristoloche. — Matière amère.

Armoise (*Artemise*). — Plante d'Europe. — Feuilles, fleurs. — Tonique, stimulant, emménagogue. — Infusé 15 0/00. — Extrait 2 à 4 gr. — Poudre 2 à 8 gr.

Arnica montana.— Plante d'Europe.— Stimulant du système nerveux, vomitif. — Infusé de fleurs 5 0/00. — Teinture 1 à 2 gr.

Arrhénal. — V. *Méthylarsinate de soude*.

Arrhénate iodo-hydragyrique. — Solution de 0,0015 HgI^2, 0,0015 INa et 0,05 arrhénal par cc^3. — Syphilis.

Arrow Root. — Farine alimentaire, retirée du Manihot.

Arséniate d'ammoniaque. — Cristaux blancs. — Soluble. — Contient 62 0/0 d'acide arsénieux. — Comme l'arséniate de soude.

— **d'antimoine.** — Poudre blanche. — Insoluble. — Peu usité.

— **de fer.** — Poudre verdâtre. — Insoluble.— Antichlorotique de 0,01 à 0,20 ctg. — Pilules, granules.

— **de potasse.** — Cristaux blancs. — Très soluble.— Inusité.

— **de soude.** — Soluble 1/4. — 1 gr. correspond à 0,32 ctg. d'acide arsénieux. — Affections cutanées et des voies respiratoires, 0,002 à 0,010 milligr. —

Pommade 1/15.— Bain, 10 gr. par bain.— La liqueur de Pearson contient 0,05 pour 30 gr. d'eau.—1/600.

Arséniate de strychnine.—Cristaux blancs.—Soluble.—Tonique, amer, régulateur des fonctions de la moëlle, 1 à 10 milligr.— Pilules, granules, solution.

Arsénieux (Acide).— Poudre blanche.— Soluble 1/80.— Fébrifuge.— Affections herpétiques.— Granules 1 à 10 milligr.

Arsénite de potasse.— S'emploie sous forme de liqueur de Fowler titrée à 1 0/0 d'acide arsénieux.— II à XX gouttes.

Artémisine.— Alcaloïde de l'*Artemisia* (armoise).— Cristaux blancs.— Emménagogue.—Pilules de 1 milligr. 1 à 3 par jour.

Arthriticine (*Nitrite d'éthylcrésol de l'acide amidoacétique et de la diéthylénimine*).— Goutte.

Asa-fœtida.— Gomme résine jaune rouge.— Odeur forte.— Antispasmodique, vermifuge.— Poudre 0,50 à 2 gr.— Teinture 1 à 4 gr.

Asaprol (*Abrastol*).— Combinaison calcaire du dérivé α monosulfoné du naphtol β.— Poudre rosée.— Soluble.—Antiseptique, antithermique.— Rhumatisme, goutte.— 2 à 4 gr.— Potion, cachets.

Asboline.—Produit de la distillation alcoolique de la suie.— Tuberculose.

Asclépidine.— Principe actif de l'Asclépiade.

Aseptine (*Monobromoacétanilide*).— Antiseptique.

Aseptinique (Acide).— Liquide clair.— Soluble.— Odeur forte.— Antiseptique énergique.— Solution à 5 0/0.

Aseptique (Acide).— Dissolution d'acide borique

et d'acide salicylique dans l'eau oxygénée. — Solution de 10 à 30 0/0. — Antiseptique.

Aseptol (*Acide orthophénosulfonique,Sulfocarbol.*— Aiguilles. — Soluble. — Antiseptique.— Mêmes usages que le phénol.

Asparaginate de mercure (*Aspartate de mercure*). — Soluble. — Syphilis.— Injections hypod.— Solution à 1 ou 2 0/0. — 1 cent. c. par injection.

Asparagine.— Principe actif de l'asperge.—Diurétique, 0,20 à 60 ctg. par jour.

Aspartate de mercure.— V. *Asparaginate de Hg*.

Asperge. — Plante d'Europe. — Rhizomes et turions (jeunes pousses). —Diurétique, apéritif. — Infusé 20 0/00. — Sirop 50 à 100 gr.

Aspidosperma Quebracho.—Arbre de l'Amérique du Sud. — Écorce des racines. — Fébrifuge, tonique. — Affections des bronches, du cœur. —Poudre 0,50 à 4 gr.— Teinture au 1/5, 2 à 8 gr. — Extrait fluide 2 à 5 gr.

Aspidospermine. — Alcaloïde de *Aspidosperma quebracho*.— Antidyspnéique.

Aspirine (*Acide acétylsalicylique*). — Aiguilles blanches. — Soluble 1 0/0. — Antirhumatismal. — 1 à 4 gr. par 0,50ctg. —Ne se dédouble que dans l'intestin.

Assa fœtida. — V. *Asa fœtida*.

Asteracantha longifolia. — Plante de Ceylan. — Plante.— Diurétique puissant. — Infusé 60 0/00.

Asterol. — Serait un composé analogue à l'hydrargyrol, le mercure s'y trouve masqué.

Atoxyl (*Anilide méta-arsénieuse*).— Contient 37 0/0

d'arsenic. — Poudre blanche. — Soluble 20 0/0. — Xanthome diabétique, dermatites herpétiformes.

Atropine. — Alcaloïde de la belladone. — On emploie le *sulfate*.

— (**Sulfate d'**).— Antispasmodique, antinévralgique, calmant, dilate la pupille. — Sueurs nocturnes. — Intérieur 1/2 à 2 milligr. — Collyre 1 0/0.

Aubépine. — V. *Cratægus*.

Aucubine. — Glucoside de la graine d'*Aucuba japonica*.

Aunée (*Inule*). — Plante d'Europe. — Racine. — Tonique, diaphorétique. — Décocté 5 0/0. — Lotions. — Poudre 2 à 10 gr.

Auramine (Pyoctanin jaune).— Couleur d'aniline. — Soluble. — Chirurgie oculaire. — Poudre de 1 à 2 0/0. — Pommade 1 à 10 0/0.

Avoine. — La semence mondée donne le *gruau*, qui en farine constitue un très bon aliment pour les enfants.

Ayacol. — V. *Guéthol*.

Aya pana. — Plante du Brésil. — Feuilles. — Sudorifique, stimulant, digestif. — Infusé 20 0/00.

Azadirachta indica (*Ecorce de margosa*).— Plante de l'Inde. — Ecorce. — Tonique, astringent. — Décoction 80 0/00.— Poudre 4 gr. — Graine émétique.

Azedarac. — Plante des Indes. — Ecorce. — Anthelmintique. — Ecorce fraîche en décoction.— Fruit pulvérisé, 2 à 4 gr.

Azimol. — Antiseptique, à base de ratanhia et de menthol.

Azotates. — V. *Nitrates.*

Azote (Protoxyde d'). — En inhalations, comme anesthésique, dans les opérations de courte durée.

Azotique (Acide) (*Acide nitrique*). — Liquide blanc. — Soluble. — Caustique, tempérant. — Potion X à XXX gouttes. — Limonade 2 0/00.

B

Babeurre (*Lait de beurre*). — Partie liquide que laisse la fabrication du beurre. — Ajouter à 1 litre, 15 gr. de farine de froment, cuire lentement et sucrer. — Dyspepsies gastro-intestinales, entérites. — 5 à 7 biberons par jour.

Badiane. — V. *Anis étoilé.*

Baptine. — Glucoside purgatif du *Baptisia.*

Baptisia tinctoria (*Indigo sauvage*). — Plante de l'Amérique. — Laxatif, émétique, tonique altérant. — Extrait fluide 1 à 3 gr. — Décoction 3/60.

Baptisine. — Glucoside amer. — En Amérique, désigne le produit obtenu en précipitant par l'eau la teinture de *Baptisia.*

Baptitoxine. — Alcaloïde très toxique, retiré du *Baptisia.*

Bardane. — Plante d'Europe. — Racines, feuilles. — Sudorifique. — Infusé 30 0/00.

Basicine. — Composition de 2 parties de quinine pour une de caféine. — Soluble 1/1. — Les combinaisons avec des alcaloïdes peuvent être injectées.

Baume du Pérou. — Liquide brun foncé. — Balsamique. — Interne : sirop 20 à 50 gr. — Potion X à XXX gouttes.—Externe : dermatose,gale,en badigeonnages.

Baume de tolu. — V. *Tolu.*

Belladone. — Plante d'Europe. — Plante entière. — Narcotique, antispasmodique, sédatif du système nerveux.— Alcoolature V à XXX gouttes.—LIII gouttes pèsent 1 gr. — Extrait 0,02 à 0,15 ctg. — Poudre 0,02 à 0,10 ctg.

Ben ailé. — V. *Moringa.*

Benjoin. — Résine. — Excitant, balsamique. — Poudre 0,50 à 2 gr. — Teinture 2 à 10 gr. — Fumigations.

Benzacétine (*Acide phénacétine carbonique*).— Aiguilles cristallisées. — Peu soluble. — Antinévralgique. — De 0,50 à 1 gr. — 2 à 3 fois par jour.

Benzanalgène (*Ortho-ethoxy-ana-mono-benzoyl-amydochinoline*). — Poudre insipide. — Insoluble. Analgésique, antithermique. — 1 à 2 gr. par jour.

Benzanilide. — Paillettes brillantes. — Insoluble.— Propriétés de l'acétanilide. — 0,10 à 0,50 ctg.

Benzeugénol (*Benzoate d'eugénol*).—Cristaux.—Peu soluble.—Antithermique, antiseptique.—0,25 à 1 gr.

Benzoate d'ammoniaque.— Poudre blanche.—Très soluble. — Mêmes usages que le benzoate de soude.

— de bismuth. — Poudre blanche. — Insoluble. — Mêmes usages que le sous-nitrate et en plus antiacide.

— de caféine. — Aiguilles blanches. — Soluble. — Diurétique. — Migraines, névralgies. — 0,25 à 2 gr.

— de chaux. — Poudre blanche. — Soluble 1/20.— Goutte, gravelle, diathèse urique. — 0,20 à 2 gr.

— de cinchonidine. — Aiguilles blanches. — Assez soluble. — 0,05 à 1,50 par jour.

Benzoate d'eugénol. — V. *Benzeugénol*.

— **de fer**. — Poudre rougeâtre. — Insoluble.

— **de Gaïacol**. — V. *Gaïacol benzoïque*.

— **de Guéthol** — V. *Guéthol*.

— **d'iso-ethyl-ecgonine**. — V. *Isococaïne*.

— **de lithine**. — Poudre blanche.— Très soluble. 1/3.
— Gravelle urique. — 0,20 à 2 gr. —Paquets, solution.

— **de mercure**. — Cristaux blancs. — Soluble. — Antisyphilitique. — Inj. hypod. — Contient 45 0/0 Hg.
—0,004 à 0,002 mill. en injections.— 0,01 à 0,02 ctg. en pilules.

— **de naphtol** (*Benzonaphtol*). — Poudre blanche, cristalline, sans odeur, ni saveur.— Insoluble. — Antiseptique intestinal.—2 à 6 g. cachet ou en suspension.

— **de soude**. — Poudre blanche. — Très soluble. — Antiseptique léger.— Diathèse urique, goutte, coqueluche.— Potion, sirop, cachet, 0,50 à 15 gr.

Benzine (*Hydrure de phényle*).— Presque insoluble, — Parasiticide. — Lotions.

Benzoïl cocaïne. — V. *Tropacocaïne*.

Benzoïl morphine. — V. *Péronine*.

Benzoïl tropéine. — V. *Tropocaïne*.

Benzoïque (Acide). — Aiguilles blanches. — Presque insoluble.—Stimulant, diurétique.— 0,20 à 2 gr. — Pilules, cachets.

Benzonaphtol. — V. *Benzoate de naphtol*.

Benzosol. — V. *Gaïacol benzoïque*.

Benzozone (*Acétozone*). — Solution 1 0/00. — Antiseptique. — Gonorrhée.

Berbérine. — Principe actif du berberis.

— **(Chlorhydrate de)**. — Provoque des contractions de la rate. — Action à surveiller. — Malaria. — 1 gr. par jour en 4 fois, avec 0,50 bisulfate de quinine.

Berberis (*Epine-Vinette*). — Plante d'Europe. — Fébrifuge. — Extrait, suc de fruits.

Berzelium. — Métal radio-actif.

Bétol (Salicylate de naphtol β). — Poudre blanche cristalline, sans odeur ni saveur. — Insoluble.— Antiseptique intestinal.— Catarrhe de la vessie, rhumatisme. — 1 à 3 gr. par fractions.

Betula alba. — Plante d'Europe. — Feuilles, sève du tronc. — Détersif, résolutif. — Hydropisie. — Décoction 10 0/00.

Beurre d'antimoine. — V. *Chlorure d'antimoine*.

— **de muscades**. — V. *Muscades*.

Bicarbonate de soude. — Poudre blanche. — Soluble 1/10. — Diurétique, anti-acide.—1 à 15 gr.— Paquets, solution.

Bichlorure de mercure. — V. *Sublimé*.

Bichromate de potasse.— V. *Chromate de potasse*.

Bile. — V. *Choléate de soude*.

Bismal (*Méthylène digallate de bismuth*).— Poudre bleue. — Insoluble. — Astringent.— Diarrhées tenaces.—0,10 à 0,30 ctg. toutes les 2 heures en cachets.

Bismone (*Hydrate d'oxyde de bismuth colloïdal*).— Obtenu par l'action des sels de bismuth sur une solution alcaline de protalbinate ou de Lysalbinate de soude. Contient 20 0/0 de bismuth. — Soluble.— Les solutions à 25 0/0 sont jaune rougeâtre. — Solution à 10 0/0. — Dyspepsies. — 3 à 4 cuill. à café par jour.

Bismuth métallique. — Inusité.

— (Azotate de). — V. *Nitrate.*

Bismuthol. — V. *Phosphate de bismuth.*

Bismuthose (*Albuminate de bismuth*). — Poudre blanche, se colore à la lumière. — Insoluble. — Succédané du sous-nitrate. — N'est attaqué que par le suc pancréatique. — 1/2 à 1 cuill. à café par jour.

Bistorte (*Renouée*). — Plante d'Europe. — Rhizomes. — Astringent. — Décoction 20 0/00.

Bittera (*Bois amer*). — Tonique amer. — Infusé 5 0/00. — Teinture 4 à 10 gr.

Blanc de baleine (*Cétine*). — Matière grasse cireuse. — Extraite du cachalot. — Insoluble. — Base d'onguents.

— de céruse. — V. *Carbonate de plomb.*

— de zinc. — V. *Oxyde de zinc.*

Bleu de méthylène. — Poudre bleue. — Peu soluble: 5/300. — Néphrite, fièvres intermittentes, diabète, albuminurie et pour contrôler le fonctionnement du rein. — De 0,05 à 0,10 ctg. cachet. — Injections hypodermiques. — Solution à 2 0/0, 1 à 4 cc³.

Boerhaavia diffusa. — Plante de la Guyane. — Laxatif, stomachique. — Goutte. — Infusé, par cuillerée à café.

Boldine. — Principe peu actif du *Boldo.* — Poudre blanche. — Peu soluble. — Amer. — 5 à 10 milligr.

Boldo. — Plante d'Amérique. — Feuilles. — Stimulant, tonique. — Affections du foie. — Teinture 1/5 1 à 4 gr. — Infusion 10 0/00.

Boldoglucine. — Huile essentielle du Boldo. — Principe actif. — Capsules de 0,10 ctg., 5 à 6 par jour.

Bonduc. — Plante d'Afrique. — Semences. — Mélangé à l'huile de ricin, en applications, dans l'hydrocèle. — Teinture 1/5, XXX gouttes.

Bonducine. — Résine du bonduc. — Fièvres intermittentes. — 0,20 ctg. par dose.

Boral (*Borotartrate d'alumine*). — Astringent, antiseptique. —Lésions purulentes des oreilles.— Injections 10 0/0.

Borate d'ammoniaque. — Inusité.

— **de chaux.** — Poudre blanche. — Insoluble. — Antidiarrhéique. — Eczémas, brûlures. — De 0,50 à 4 gr.

— **de lithine.**— Poudre blanche. — Soluble. — Gravelle. — De 0,25 à 0,50 ctg. — Cachets, paquets, potion gazeuse.

— **de magnésie.** — V. *Antifangine.*

— **de soude.** — Poudre blanche cristalline. — Soluble 1/22.—Antiseptique, dialytique, fondant, astringent. — De 0,50 à 4 gr. — Potion, collyre, gargarismes, collutoires de 2 à 10 0/0.

Boricine (*Tetraborate de soude*). — Soluble. — Injections, lavages. — Solution de 1 à 5 0/0.

Borique (Acide). — Blanc, inodore, employer l'acide cristallisé.— En paillettes nacrées (contient de l'albumine). — Soluble 1/33. — Antiseptique faible.

Borotannate d'alumine. — V. *Cutal.*

Borotartrate d'alumine. — V. *Boral.*

Bouleau. — Arbre d'Europe. — L'écorce est diurétique et fébrifuge. — L'huile est employée dans les affections de peau.

Boules de Mars. — Mélange de tartrate de potasse, tartrate ferreux, tartrate ferrique, extraits de plantes aromatiques. — 1 gr. par lit. d'eau.

— de Nancy. — Comme les *Boules de mars*.

Bourdaine (*Rhamnus frangula*). — Plante d'Europe. — Écorce. — Laxatif. — Poudre 0,50 ctg.—Extrait fluide 1 à 2 gr. — Infusé 10 à 20 gr. par tasse.

Bourgène. — V. *Bourdaine*.

Bourgeons de sapin. — V. *Pin*.

Boussingaultia baselloïdes. — Plante des Antilles. —Racine.— Styptique. —Hémorragies utérines après accouchement. — Décocté 90/500.

Bromaline. — V. *Bromethylformine*.

Bromamide. — Aiguilles incolores. —Insoluble. — Contient 75 0/0 de brôme. — Antithermique, analgésique. — De 0,25 à 1 gr. par paquet.

Brôme. —Liquide rouge noir, volatil.—Soluble 1/30. — Résolutif, révulsif, désinfectant. —0,05 à 010 ctg. — En solution dans l'eau bromurée ou alcoolisée.

Brométhylformine (*Bromaline*). — Paillettes. — Très soluble. — Sédatif nerveux. — 2 à 4 gr. en potion.

Bromhydrates. — V. *Bromures*.

Bromipine. — Combinaison du brôme avec l'huile de sésame, 10 à 30 0/0. — Liquide brun. — Insoluble. — Hystérie, aliénation, névralgies, diabète. — Capsules, potion. — De 5 à 15 gr.

Bromocolle. — Combinaison de brôme, tanin et gélatine. —Poudre jaune. — Soluble dans le suc intestinal. — S'emploie à la place des bromures.

Bromoforme. — Liquide incolore volatil. — Peu soluble. — Anesthésique actif et dangereux. — Coqueluche, toux. — V à XXV gouttes par jour. — XXXV gouttes pèsent 1 gramme.

Bromogaïacolate de quinine. — V. *Gaïakinol*.

Bromol (*Tribromophénol*). — Poudre blanc jaunâtre. — Insoluble. — Antiseptique, succédané de l'iodoforme. — Pommade 4/30.

Bromoléine. — Combinaison du brôme avec les acides gras non saturés de l'huile d'amandes douces. — Liquide jaunâtre. — Contient 20 0/0 de brôme.

Bromoquinal (*Dibromo-salicylate de quinine*). — Poudre jaune. — Peu soluble. — Antirhumatismal, fébrifuge. — 0,50 à 2 gr.

Bromure d'ammonium. — Cristaux blancs. — Très soluble. — Anti-nerveux. — Coqueluche. — 0,50 à 5 gr. et 10 gr.

— **de caféine.** — Aiguilles blanches. — Assez soluble. — Diurétique, tonique du cœur.

— **de calcium.** — Cristaux. — Soluble. — Sédatif. — Phénomènes douloureux de l'estomac. — 1 gr. par repas en solution.

— **de camphre.** — Aiguilles blanches. — Insoluble. — Antispasmodique, sédatif, hypnotique, 0,50 à 2 gr. — Capsules, cachets.

— **de cinchonidine.** — Cristaux blancs. — Soluble 1/6. — Antipyrétique, fébrifuge.

— **d'éthyle** (*Ether bromhydrique*). — Liquide incolore. — Insoluble. — Anesthésique. — Doit être très pur. — La syncope toxique est grave.

Bromure d'éthylène. — Liquide incolore. — Insoluble. — Anti-épileptique. — 0,30 à 0,60 ctg. — Capsules ou solution huileuse.

— **de fer.** — Bromure ferreux et sesqui-bromure de fer. — Peu stable. — Comme le chlorure. — 0,10 à 0,50 ctg. par jour.

— **d'hémol.** — Insomnie, neurasthénie, hystérie. — 0,10 à 3 gr. par jour, par 0,10 ctg. — Cachets, pilules.

— **de lithine.** — Cristaux blancs. — Très soluble. — Sédatif, hypnotique. — 0,25 à 0,80 ctg.

— **de méthylatropine.** — Dérivé de l'atropine. — Exploration des yeux. — Moins toxique que l'atropine. — 6 à 12 milligr., contre la sueur des phtisiques.

— **de morphine.** — Blanc. — Soluble 1/25. — Narcotique. — 5 millig. à 3 centigr.

— **de nickel.** — Cristaux verts. — Soluble. — Epilepsie. — 0,30 à 0,40 centigr.

— **d'or.** — Cristaux bruns. — Soluble. — Action des bromures. — Epilepsie, migraine. — 5 à 10 milligr. — Les doses fortes donnent de la céphalée.

— **de potassium.** — Cristaux blancs. — Soluble, 1 p. 2. — Fondant, sédatif. — Affections nerveuses. — 0,50 à 4 gr. et 10 gr. — Potion, sirop, solution.

— **de quinine.** — Aiguilles blanches. — Peu soluble. — Antifiévreux. — De 0,25 à 1 gr. 50.

— **de radium.** — Cristaux bruns. — Soluble. — Emet des radiations.

— **de sodium.** — Cristaux blancs. — Très soluble. — Mêmes usages que le bromure de potassium. — 2 à 10 gr.

Bromure de strontium. — Aiguilles blanches. — Soluble. — Remplace le bromure de potassium. — Hyperchlorhydrie avec ou sans dilatation. — 1 à 10 gr.

— **de zinc.** — Sel blanc. — Soluble. — Antiépileptique. — 0,50 à 2 gr.

Brou de noix. — Péricarpe des fruits du noyer. — Dépuratif, vermifuge, antisyphilitique.

Brucamarine. — Alcaloïde retiré du *Brucea Sumatrana*.

Brucea Sumatrana (*Ko-Sam*). — Plante de l'Indochine. — Graines contenant une huile. — Spécifique de la dysenterie des pays chauds. — L'huile de 10 à 14 amandes par jour, extraite avec de la mie de pain.

Brucine. — Alcaloïde de la noix vomique. — Cristallisé. — Soluble 1/850. — Même action que la strychnine. — De 0,005 milligr. à 5 centigr.

Bryone. — Plante d'Europe. — Racine. — Purgatif, rubéfiant. — Poudre 1 à 2 gr. — Teinture 2 à 4 gr.

Bryonine. — Principe actif de la bryone. — 0,01 à 0,02 ctg.

Buchu (*Bucco*). — Plante du Cap de Bonne-Espérance. — Feuilles. — Diurétique, sudorifique, antispasmodique. — Infusé 10 0/00. — Teinture 4 à 8 gr.

Buis. — Plante d'Europe. — Écorce, feuilles. — Sudorifique, purgatif. — Décocté 50 0/00.

Buranhem. — V. *Monesia.*

Busserole. — V. *Uva ursi.*

Butyl chloral. — Liquide incolore. — Insoluble. — Hypnotique. — Névralgies. — 0,50 à 1 gr. 50. — Potion alcoolisée. — Inférieur au chloral.

C

Cacao. — Amandes du *Theobroma.*—Base du chocolat. — Le beurre extrait de l'amande sert aux suppositoires.

Cachou.— Suc de l'*Acacia catechu*. — Brun. — Soluble. — Tonique, astringent. — Poudre 0,50 à 8 gr. — Teinture au 1/5 20 à 30 gr.

Cacodylate de fer. — Poudre jaune verdâtre. — 80 0/0 d'acide cacodylique. — Soluble. — Tonique, reconstituant. — De 0,10 à 0,25 ctg. — Inj. hypodermiques, 0,03 à 0,09 ctg. par jour. — Pilules, cachets.

— **de gaïacol.** — Sel blanc. — Insoluble. — Antituberculeux. — Injections. — Solution huileuse, 0,10 ctg. par jour.

—**d'hydrargyre** (*Cacodylomercurate d'ammonium*). — Poudre blanche. — Très soluble. — 0,01 à 0,02 ctg. par injection.

— **Iodo-hydrargyrique.** — Sel blanc cristallisé. — Soluble. — Syphilis. — Douloureux. — 0,01 à 0,03 ctg. par injection.

— **de magnésie.** — Cristaux blancs. — Soluble. — 40 0/0. — Inj. hypod. — Solution de 5 à 25 0/0.

— **de mercure.** — Sel blanc cristallisé. — Soluble; solutions instables. — Syphilis. — Injection hypodermique, très douloureuse.

— **de quinine.** — Aiguilles blanches.— Peu soluble. — Paludisme. — 0,02 à 0,05 ctg. par jour.

— **de soude.** — Cristaux blancs. — Soluble. — Contient 50 0/0 d'acide arsénieux acétorganique. — Anémie, neurasthénie, affections cutanées. — Solu-

tion. — Pilules 0,03 à 0,15 ctg. — Injections hypod.,
de 0,01 à 0,10 ctg. :
0,10 correspondent à 0,0645 d'acide arsénieux.
0,10   —   à 6,15   de liqueur de Fowler.
0,10   - -   à 0,19   d'ars. de soude.

Cacodylique (Acide). — Prismes solubles.— S'emploie à l'état de cacodylate.

Cactine. — Principe actif du *cactus*. — Affections du cœur. — Dose maxima 5 milligr.

Cactus grandiflorus (*Cereus grandiflorus*). — Plante du Mexique. — Hypertrophie du cœur, épuisement sexuel, rhumatisme chronique ou subaigu, angine de poitrine. — Teinture au 1/5 X à C gouttes. — Extrait fluide de V à XX gouttes.

Cade (Huile de). — V. *Huile de cade.*

Cadmium. — V. *Iodure de cadmium.*

Café (*Coffea arabica*). — Café vert, comme fébrifuge ; café torréfié, comme stimulant, tonique cardiaque, diurétique.

Caféine (*Théine*). — Alcaloïde du café. — Aiguilles soyeuses. — Soluble 1/9. — Succédané de la digitale. — Diurétique, antinévralgique, tonique du cœur, antirhumatismal. — 0,25 à 2 gr. — Potion, sirop, cachets.

Cainça. — Plante d'Amérique. — Racine. — Vomitif, purgatif. — Infusé 20 0/00. — Poudre 1 à 2 gr.

Cajeput (Essence de). — Huile essentielle. — Stimulant diffusible, analgésique. — X à L gouttes dans une infusion.

Caju (*Acajou à pomme*). — Arbre du Brésil, du Sénégal, des Indes. — Ecorce, noix. — Ecorce antidiabétique. — Infusion 4 à 5 gr. — Teinture 1/5 2 gr. — V. *Cardol.*

Calabar. — V. *Fève de Calabar.*

Calabarine. — V. *Esérine.*

Calaya. — Plante d'Afrique. — Rhizôme. — Fièvre paludique, fièvre typhoïde, influenza. — Extrait.

Calcinol (*Iodate de Calcium*).—Cristallisé.—Soluble 1/380. — Antisepsie gastro-intestinale.

Calliandrine. — Glucoside du *Pambotano.*

Calomel (*Protochlorure de mercure*). — Poudre blanche. — Insoluble. — Altérant, anthelmintique, diaphorétique, sialagogue, purgatif, antisyphilitique. — Purgatif 0,10 à 1 gr. — Altérant 0,01 à 0,05 ctg. — Injections huileuses 0,01/1c³. — Pommade 1/10.

Camomille romaine. — Plante d'Europe.—Fleurs. — Carminatif, tonique, fébrifuge. — Infusé 5 0/00.

— allemande (*Matricaire*).— Plante d'Europe. — Fleurs.— Comme la camomille romaine.

Camphorate de Créosote (*Créosocamphre*). — Liquide huileux. — Insoluble dans l'eau. — Sédatif anti-névralgique. — 0,25 à 1 gr. en solution huileuse. — Capsules de 0,20 ctg. 3 à 6 par jour.

— de gaïacol (*Gacamphol*). — Poudre blanche. — Inodore, insipide. — Insoluble. — Sueurs nocturnes. — 0,10 à 0,40 ctg.

— de menthyle. — Blanc pâteux. — Insoluble. — Antiseptique. — Tuberculose. — Pilules, cachets.

— de pyramidon.—Poudre blanche.—Soluble.—Antisudoral, antipyrétique. — 0,50 à 0,75 ctg. par jour.

Camphorate de quinine. — Cristaux blancs. — Peu soluble. — Comme la quinine.

Camphorique (Acide). — Cristaux blancs. — Soluble 1 0/0. — Sueurs des phtisiques, cystite. — 1 à 2 gr. le soir. — Cachets ou potion alcoolique.

Camphoroxol. — Alcool camphré à 1 0/0, additionné d'eau oxygénée. — Antiseptique.

Camphre. — Essence concrète du *Laurus Camphora*. Insoluble. — Calmant, antispasmodique, antiseptique, vermifuge, antiaphrodisiaque. — Poudre 0,05 à 2 gr. — Frictions, alcool au 1/10. — Pommade 30 0/0.

— monobromé. — V. *Bromure de Camphre.*

Camphrosol. — Vasogène camphré et chloroformé.

Canchalagua. — Plante d'Amérique. — Fleurs. — Fébrifuge, tonique, emménagogue. — Infusé 4 à 8 gr.

Cannabine. — Principe actif du *Cannabis indica.*

Cannabis indica (*Chanvre indien*). — Plante de l'Inde. — Fleurs. — Antispasmodique, anesthésique local. — Extrait noir de 0,05 à 0,50 ctg. — Pilules. — Extrait vert gras. — V. *Haschisch.*

Canne de Provence. — Plante d'Europe. — Rhizôme. — Antilaiteux. — Infusion 20 0/00.

Cannelle de Ceylan. — Plante d'Asie. — Écorce. — Excitant, stimulant, antispasmodique. — Poudre 0,50 à 5 gr. — Teinture au 1/5; 2 à 10 gr. — Essence I à II gouttes.

— de Chine. — Comme la cannelle de Ceylan. — Moins aromatique, odeur désagréable.

Cantharidate de cocaïne. — Poudre blanche. — Peu soluble. — Tuberculose laryngée. — Injections hypodermiques.

Cantharide. — Insecte coléoptère d'Europe. — Stimulant, vésicant. — Poudre 0,02 à 0,05ctg.—Teinture de 1 à X gouttes. — Base des vésicatoires.

Cantharidine. — Principe actif de la cantharide. — Sert à préparer les emplâtres vésicants.

Capillaire du Canada. — Plante d'Amérique. — Béchique adoucissant. — Infusé 15 0/00.

— de Montpellier. — Plante d'Europe. — Comme le *Capillaire du Canada*.

Capsicine. — Principe actif du *capsicum*.

Capsicum (*Piment de Cayenne, Poivre de Guinée*). — Plante d'Afrique et d'Asie.—Fruits.— Stimulant.— Poudre 0,50 à 2 gr. — Teinture alcoolique X à XXX gouttes.

Captol. — Combinaison de tanin et de chloral. — Poudre. — Presque insoluble. — Antiséborrhéique. — Solution alcoolique 1 à 2 0/0.

Carapa guianensis (*Noix de Crab*).—Plante de la Guyane. — Huile retirée des graines. — Affections cutanées, piqûres de moustiques.

Carbamate d'éthyle. — V. *Uréthane*.

Carboazotique (Acide). — V. *Picrique (acide)*.

Carbolique (Acide). — V. *Phénique (acide)*.

Carbonate d'ammoniaque. — Cristaux blancs. — Soluble 1/4.—Interne : 0,05 à 1 gr.—Externe : 2 gr.

— de bismuth. — Poudre blanche, insipide. — Insoluble. — Absorbant, anti-acide. — 0,25 à 5 gr.

— de chaux (*Craie préparée*). — Poudre blanche. — Insoluble. — Anti-acide, absorbant. — 1 à 15 gr.

— de créosote. — V. *Créosotal*.

Carbonate de fer (Sous-). — Sesquioxyde de fer hydraté. — Poudre rouge. — Insoluble. — Préparation ferrugineuse peu employée. — 0,10 à 1 gr.

— **de fer (Proto-).** — Insoluble. — De 0,10 à 0,50 ctg. — Pilules. — Très employé.

— **de gaïacol.** — V. *Duotal.*

— **de lithine.** — Poudre blanche. — Soluble 1/100. Antigoutteux. — 0,10 à 0,50 ctg. — Cachets, eau gazeuse, paquets.

— **de magnésie.** — Poudre blanche. — Insoluble. — Absorbant, anti-acide. — 1 à 10 gr.

— **de manganèse.** — Poudre rosée. — Insoluble. — Tonique, emménagogue. — Succédané du fer. — 0,10 à 0,50 ctg.

— **de plomb** (*Céruse*). — Poudre blanche. — Insoluble. — Siccatif, résolutif. — Pommade 10 à 20 0/0.

— **de potasse** (*Sel de tartre*). — Cristaux blancs. — Soluble 1/1. — Résolutif, antidartreux. — 0,10 à 0,25 ctg. — Lotions 1/10.

— **de potasse (Bi-).** — Cristaux blancs. — Soluble 1/25. — Antigoutteux, anti-acide. — 1 à 5 gr., avec prudence chez les enfants.

— **de soude.** — Cristaux blancs. — Soluble 1/2. — Interne 1 à 4 gr. — Bains 250 gr.

— **de soude (Bi-).** — Cristaux blancs pulv. — Soluble 1/13. — Anti-acide, diurétique, digestif. — 0,50 à 10 gr.

— **de thymol.** — V. *Tyratol.*

Carbonique (Acide). — Gaz. — Controstimulant, antivomitif local. — Eau de seltz, potion de Rivière.

Carbothialdine. — Combinaison du sulfure de carbone et de l'ammoniaque sur l'aldéhyde. — Cristaux. — Insoluble. — Agent tétanique énergique.

Carbure de calcium. — Corps gris. — Au contact de l'eau, donne de l'acétylène. — Désinfectant, caustique. — Cancer du vagin.

Cardamome. — Plante d'Asie. — Fruits. — Stimulant, stomachique. — Poudre de 0,20 à 2 gr.

Cardol. — Huile contenue dans le péricarpe des noix de Caju. *V. Caju.* — Caustique, vésicant. — Lèpre, ulcères graves. — Avec prudence.

Cardol (*Tribromosalol*). — Poudre cristalline. — Insoluble. — Narcotique, hémostatique. — 0,50 à 2 gr. — Paquets, cachets.

Carica papaya. — Arbre des pays chauds. — Suc laiteux, fourni par toute la plante. — Vermifuge, digestif.

Caroba. — Arbre du Brésil. — Ecorce, feuilles. — Sudorifique. — Scrofule, maladies de peau. — Tisane, poudre.

Carolinium. — Métal radio-actif, cristallisé rose.

Carrageen. — V. *Fucus crispus.*

Carvi. — Plante d'Europe. — Fruits. — Stomachique, carminatif, diurétique. — Infusé 5 à 10 gr. 0/00.

Caryophyllus aromaticus. — Plante de l'Inde. — Extrait fluide du bouton sec de fleur. — Taches de la cornée.

Cascara amarga. — Plante d'Amérique. — Ecorce. — Tuberculose syphilitique. — Extrait fluide XL à X gouttes.

Cascara sagrada (*Rhamnus purshianus*).— Plante d'Amérique. — Écorce. — Laxatif. — De 0,50 à 1 gr. — Paquets, cachets.

Cascarille. — Arbre d'Amérique. — Écorce. — Tonique, fébrifuge, excitant. — Poudre 1 à 4 gr. Teinture au 1/5, 4 à 20 gr.

Caséinate d'argent. — V. *Argonine*.

— de soude. — V. *Nutrose*.

Caséine végétale. — V. *Légumine*.

Caséoïodine. — V. *Iodocaséine*.

Casimiroa edulis (*Sapote blanco*). — Plante du Mexique.— Graines.—Hypnotique.—Extrait alcool. — 0,50 à 0,75 ctg.

Casimirosine. — Glucoside du *Casimiroa*.

Cassaripe. — Suc épaissi de la racine de *Manihot Cassave*. — Ulcérations de la cornée. — Pommade au 1/10.

Casse. — Arbre d'Afrique. — Fruit, pulpe du fruit. — Laxatif. — Pulpe 40 à 60 gr. — Extrait 20 à 30 gr.

Castoreum. — Produit odorant provenant du Castor. — Emménagogue, antispasmodique. — Poudre 0,05 à 1 gr. — Teinture 1 à 5 gr.

Catartinique (Acide). — Retiré du séné. — Poudre jaune. — Peu soluble. — Purgatif. — 5 à 15 centigr.

Céarine. — Mélange de cire de Carnauba, de cire d'abeilles ou de cérésine.

Cecropia peltata. — Plante de l'Amérique du Sud. — Diurétique, cardiaque. — Extrait alcoolique X à XXX gouttes.

Cédrine. — Principe actif du *Cédron*.

Cédron. — Arbre de la Guyane. — Semences. — Fébrifuge. — Poudre de 0,50 à 1 gr. — Cachets. — Extrait fluide 0,25 à 4 gr.

Céleri des marais. — V. *Ache*.

Cerbera thevetia. — Plante des Indes. — Graine, écorce comme antipériodique. — Fièvres intermittentes. — Extrait aqueux 0,25 centig. maxima. — A haute dose, toxique.

Cérébrale (Matière). — Extraite de la substance grise de la cervelle du veau ou du mouton. — Neurasthénie. — Poudre 2 à 4 gr. — Extrait stérilisé en injections hypodermiques.

Cérébrine (*Cérébrinine*). — Extrait liquide stérilisé de la substance grise.

Cereus grandiflorus. — V. *Cactus*.

Cerfeuil. — Plante d'Europe. — Plante entière. — Diurétique, emménagogue, antihémorrhoïdal. — Tisane 20 0/00.

Cerises. — Arbre d'Europe. — Fruits et pédoncules. — Diurétique. — Sirop de fruits, tisane de queues de cerise 20 0/00.

Cerium. — Métal inusité. — V. *Oxalate de cerium*.

Céroline. — Matière grasse, extraite de la levure de bière. — Laxatif. — Pilules de 0,10 à 0,20 ctg.

Céruse. — V. *Carbonate de plomb*.

Cetine. — V. *Blanc de baleine*.

Cévadille. — Plante du Mexique. — Fruits et semences. — Excitant, irritant, parasiticide, *vénéneux*. — Poudre (*Poudre des Capucins*).

Ceyssatite (*Pierre d'infusoires*). — Terre fossile. — Poudre blanc gris. — Dermatoses.

Chanvre du Canada. — V. *Apocynum.*

— **indien.** — V. *Cannabis.*

Charbon végétal. — Absorbant, antiputride, désinfectant. — Poudre 5 à 10 gr.

Chardon bénit. — Plante d'Europe. — Fleurs. — Amer, stomachique. — Infusion 15 à 30 0/00. — Teinture au 1/5, 2 à 5 gr.

— **Marie.** — Feuilles contre l'hémorragie. — Semences dans les affections du foie. — Teinture au 1/5, de X à XL gouttes.

Chaulmoogra. — V. *Huile de Chaulmoogra.*

Chaux (*Chaux vive*). — Caustique, base de la Pâte de Vienne.

Chélidoine. — Plante d'Europe. — Suc de la racine. — Purgatif, escharotique. — Extrait de 0,25 à 1 gr.

Chélidonine. — Principe actif de la chélidoine. — Narcotique. — Cancer de l'estomac. — 0,10 à 0,20 ctg. par jour.

Chêne. — Arbre d'Europe. — Ecorce. — Astringent. — Décocté 50 0/00. — Gargarismes, injections.

Chénopode. — Plante du Mexique. — Fleurs. — Antispasmodique. — Infusé 8 à 10 0/00.

Chèvrefeuille. — Plante d'Europe. — Feuilles : astringentes. — Fleurs : béchiques.

Chicorée. — Plante d'Europe. — Feuilles fraîches ou sèches, racines. — Amer, dépuratif. — Infusé 10 à 20 0/00. — Sirop 10 à 50 gr.

Chicline. — Extrait de bulbes de tulipe. — Odeur

désagréable. — Soluble. — Dermatose, eczéma squameux, acné. — Savon, pommade.

Chiendent. — Plante d'Europe. — Rhizômes. — Diurétique. — Infusé 20 0/00.

Chimophila umbellata. — Plante de Russie. — Feuilles, comme diurétique. — Infusé 10 0/00. — Extrait 2 à 4 gr.

Chinaphénine (*Phénétidicarbonate de quinine*). — Poudre blanche. — Presque insoluble. — Coqueluche, pneumonie, typhus, 0,75 à 1,50, 4 fois par jour. — Coqueluche chez les nourrissons, 0,15 à 0,20 ctg. 3 fois par jour.

Chinaphtol (*Naphtolsulfate de quinine*). — Poudre jaune. — Insoluble. — Antiseptique, antipyrétique. — 2 à 3 gr. par jour par 0,50 centig. — Cachets.

Chinoral. — V. *Quinochloral.*

Chinosol. — V. *Quinosol.*

Chirol. — Liquide jaune clair, formé par une solution éthérée de résines. — Sert à protéger les mains des chirurgiens.

Chloral. — Liquide incolore. — Soluble. — Inusité.

— **butylique.** — V. *Butyl chloral.*

— **(Hydrate de)** (*Aldéhyde trichlorée*).— Cristaux incolores. — Très soluble. — Hypnotique, anesthésique, antiputride. — 1 à 5 gr. — Potion, sirop, solution. — Sirop 1 gr. pour 20 gr.

Chloralamide (*Chloralformamide*). — Cristaux incolores. — Soluble 1/25.— Succédané du chloral.— 2 à 3 gr. le soir.

Chloralammonium. — Cristaux blancs. — Soluble. — Peu connu.

Chloral-analgésine. — V. *Hypnal.*

— antipyrine. — V. *Hypnal.*

Chloralbacide. — Combinaison albuminoïde chlorée.
— Masse brune. — Soluble dans les eaux alcalines.
— Cancer, chlorose, entéroptose, catarrhe de l'estomac. — Agit comme aliment et médicament chloruré.
— 1 à 3 gr. — Cachets.

Chloralcyanhydrine. — Cristaux. — Soluble. — Sert
à remplacer l'eau de laurier-cerise.

Chloralimide. — Produit de déshydratation du chloral par la chaleur. — Insoluble. — Hypnotique. — 1
à 3 gr. — Cachets.

Chloralorthoforme. — Combinaison de chloral et
d'orthoforme. — Écailles jaunes. — Peu soluble. —
Hypnotique.

Chloralose. — Combinaison de chloral et de lactose.
— Aiguilles fines. — Peu soluble. — Hypnotique. —
De 0,10 à 0,30 ctg. par jour.

Chloral-uréthane. — V. *Ural.*

Chlorate de potasse. — Cristaux blancs. — Soluble 1/17. — Scorbut, croup, salivation mercurielle.
— Interne : 0,50 à 4 gr. — Pastilles à 0,10 ou 0,20 ctg.

— de soude. — Cristaux incolores. — Très soluble.
— Cancer de l'estomac. — 8 à 16 gr. par jour.

Chlore. — Gaz. — Se dissout dans l'eau et donne le
chlore liquide. — Désinfectant. — Externe :
50 0/00.

Chlorétone. — Combinaison de chloroforme et d'acétone. — Cristaux blancs. — Peu soluble, 8 0/00.
Soluble dans l'alcool. — Antiseptique, analgésique,

anesthésique local. — Coqueluche, catarrhe nasal.
— 0,40 à 1 gr.

Chlorhydrargyre (*Chloromercurate d'ammonium*).
— 53 0/0 de Hg. — Ne coagule pas d'albumine. —
Syphilis. — Injections non douloureuses.

— **oxychlorhydrargyre.** — 79 0/0 de Hg. — Solution 0,01 à 0,02 ctg. pour injection avec chlorure
d'ammonium.

Chlorhydrate d'ammoniaque. — Cristaux blancs.
— Très soluble. — Stimulant, fondant. — Potion.
1 à 2 gr. — Pommade 2/30.

— **de caféine.** — Gros prismes altérables.

— **de cocaïne.** — V. *Cocaïne*.

Chlorhydrique (Acide). — Liquide incolore. —
Très soluble. — Usage interne 1 à IV gouttes.— Di-
gestions pénibles.

Chlorhydrophosphate de chaux. — Solution
chlorhydrique de phosphate de chaux. — Antirachitique, fortifiant. — De 0,50 à 5 gr.

Chlorite de soude. — V. *Hypochlorite*.

Chloroborate de soude. — Mélange de borate de
soude, d'acide borique et de chlorure de sodium.

Chlorodine. — Remède anglais. — Antispasmodique.
— 0,25 à 1 gr.

Chloroforme. — Liquide. — Peu soluble. — Anesthésique, antispasmodique. — Interne : eau chloroformée saturée, 20 à 50 gr. — Externe : liniment, pommade de 1 à 5 p. 30.

Chloroiodure mercureux (*Sel de Bouligny*). —
— Cristaux blancs. — Peu soluble. — Antidartreux,

antisyphilitique. — 0,0025 à 0,01ctg. — Externe : 0,25 à 1 gr. p. 30. — Pommade.

Chloromercurate d'ammonium. — V. *Chlorhydrargyre.*

Chloroplatinate de sodium. — Cristaux jaunes. — Soluble.

Chlorosalol. — Dérivé chloré du salol. — Cristaux blancs. — Insoluble. — Succédané du salol. — 2 à 4 gr. par jour.

Chlorure d'antimoine. — Masse blanche. — Le déliquium, connu sous le nom de *beurre d'antimoine*, est caustique. — Plaies, morsures d'animaux.

— **de baryum.** — Cristallisé. — Soluble 1/3. — Antiscrofuleux. — Toxique. — De 0.01 à 0.20 centigr.

— **de calcium.** — Cristaux blancs. — Soluble. — Propriétés coagulantes, utilisées, en gynécologie, contre la menstruation tropabondante. — Potion 0,50 ctg. à 2 gr. — Lavement 2 à 4 gr. — *Ne pas confondre avec le suivant.*

— **de chaux.** — Poudre blanche. — Soluble. — Désinfectant.

— **de cuivre.** — Cristaux verts. — Soluble. — Est employé dans la peste bovine et le typhus.

— **d'étain** (*Chlorure stannique, liqueur de Libavius*). — Antiseptique. — Ulcères variqueux.

— **d'éthyle.** — Liquide incolore. — Soluble 1/24. — Anesthésique local.

— **de fer (Per-)** (*Chlorure ferrique*). — Cristaux. — Soluble 1 pour 2. — Employer la solution à 30° Baumé. — Tonique, hémostatique. — 1 à 4 gr. — Externe : solution 1 à 20 0/0.

Chlorure ferreux (*Protochlorure*).—Cristaux verts. — De 0,10 à 0,30 ctg. — Pilules, cachets.

— **de mercure précipité.** — V. *Précipité blanc*.

— **de mercure (deuto-).** — V. *Sublimé*.

— **de mercure (proto-).**—V. *Calomel*.

— **de méthyle.** — V. *Méthyle*.

— **d'or.** — Cristaux jaunes. — Très soluble. — Antisyphilitique, caustique. — 5 à 15 millig. — Pommade comme caustique.

— **d'or et d'ammonium.** — Cristaux jaune brun.— Très soluble. — Aménorrhée, dysménorrhée. — 5 à 10 millig.

— **d'or et de sodium.** — Cristaux jaunes. — Soluble. — Antisyphilitique. — 1 à 3 centigr. — Externe : 0,50/15.— Pommade.

— **de palladium.**— Corps brun. — Soluble. — Tuberculose. — V à X gouttes, 3 fois par jour, d'une solution à 3 0/0.

— **de platine.** — Cristaux jaune brun. — Soluble. — Comme le chlorure d'or.

— **de potasse** (*Eau de javelle*, *Hypochlorite de potasse*).—Désinfectant, antiputride.—Fumigations chloreuses.

— **de potassium** (*Sel de Sylvius*).—Fondant, purgatif, fébrifuge. — 1 à 4 gr.

— **de sodium** (*Sel marin*).— Cristallisé. — Soluble 1/3. — Fondant, antiscrofuleux, fébrifuge (10 à 30 gr.), purgatif (20 à 60 gr.), vomitif (8 à 15 gr.).

— **de zinc.**— Cristaux.— Très soluble. — Caustique.

—Pâte de Canquoin. — 0,10 à 0,50 ctg. 0/00. — Injections.

Chlorodyne. — Remède anglais, composé de chloroforme, morphine, acide cyanhydrique, atropine, etc.

Chloryle *ou Coryl.* — Mélange de chlorure de méthyle et d'éthyle.

Choléate de soude (*Bile*). — Liquide jaune vert, épais. — Soluble. — L'extrait est un amer stomachique. — Affections du foie. — 1 à 10 gr.

Chologène. — Dérivé organique du mercure. — Lithiase biliaire.

Chou rouge. — Plante d'Europe. — Sirop comme pectoral. — A été préconisé en applications contre les ulcères.

Chroatol (*Iodo-terpine*). — Liquide brun noir. — Insoluble. — Non toxique. — Psoriasis. — Solution au 1/3 dans le collodion.

Chromate de potasse (Bi-). — Cristaux rouges.— Soluble 1/10. — Antisyphilitique, caustique. — 0,02 à 0,06 ctg. — Pilules, sirop.

Chromique (Acide). — Aiguilles rouge vif. — Très soluble. — Caustique, astringent. — Solution caustique 1/1. — Solution faible 1/10. — Végétations.

Chrysarobine. — V. *Goa* (*Poudre de*).

Chrysophanique (Acide). — Aiguilles jaunes.—Peu soluble. — Parasiticide. — Affections cutanées, psoriasis. —Pommade 2/20. — Solution chloroformique.

Cicutine (*Conicine*). — Alcaloïde de la ciguë. — Liquide. — Peu soluble. — Stupéfiant, antispasmodique. — 1 à 5 milligr. — Granules.

3.

Cicutine (Bromhydrate de). — Mêmes usages que la cicutine.

Cigüe. — Plante d'Europe. — Feuilles et fruits. — Fondant. — Poudre 0,05 à 1 gr. — Teinture X à XXX gouttes. — Extrait alcool., 0,05 à 0,15 ctg.

Cimicifuga racemosa. — Plante d'Amérique. — Rhizôme.— Altérant, diaphorétique. Sédatif chez la femme en travail, antispasmodique chez la femme en couches. — Teinture au 1/4 de 15 à 60 gouttes. — Extrait fluide de 10 à 30 gouttes.

Cimicifugin. — Précipité obtenu en traitant la teinture de Cimicifuga par l'eau.

Cinabre. — V. *Sulfure rouge de mercure.*

Cinchonidine. — Isomère de la cinchonine. — Retirée du quinquina. — Chlorhydrate ou sulfate. — Aiguilles blanches. — Soluble 1/130. — Antipyrétique, fébrifuge. — 0,05 à 1 gr. 50 par jour.

Cinchonine. — Alcaloïde du quinquina. — Aiguilles blanches. — Presque insoluble. — Comme la quinine, action plus faible.

Cineraria maritima (*Senecio maritimus*). — Plante d'Europe. — Le suc frais à la dose de 2 gouttes a été préconisé contre la cataracte.

Cinnamate de soude. — V. *Hétol.*

Cinnamique (Acide). — Antituberculeux. — S'emploie surtout sous forme d'*Hétol.* — V. ce mot.

Cinnamylate de gaïacol (*Styracol*). — Aiguilles. — Antiseptique énergique.

Cinnamyleugénol (*Éther cinnamique de l'eugénol*). — Aiguilles brillantes. — Peu soluble. — Tubercu-

lose, abcès froids. — Injections d'huile d'olives à
10 0/0.

Citrarine (*Anhydrométhylène citrate de soude*). —
Poudre blanche. — Très soluble. — Goutte (poda-
gre), calculs vésicaux, sable urinaire, dépôts urati-
ques. — 2 à 6 gr. par jour.

Citrate d'ammoniaque. — Cristaux blancs. — Soluble. — Irritations de la vessie.

— **d'argent.** — V. *Itrol.*

— **de caféine.** — Aiguilles blanches. — Soluble. —
Migraine, névralgies, affections du cœur. —0,25 à
2 gr.

— **de fer ammoniacal.** — Paillettes rouges. — Très
soluble. — Anémie. — De.0,25 à 2 gr. — Pilules,
sirop 0,50 par 20 gr.

— **de lithine.** — Cristaux blancs. — Soluble 1/25.—
Antigoutteux. — Gravelle. — 0,25 à 0,75 ctg. —
Cachets, solution.

— **de magnésie.** — Cristallisé, blanc. — Purgatif
doux. — 30 à 70 gr. — Limonade gazeuse.

— **de phénétidine.** — V. *Citrophène.*

— **de potasse.** — Cristaux blancs. — Soluble. —
Fondant, diurétique. —2 à 5 gr.

— **de quinine.** — Aiguilles blanches. — Assez soluble. — Comme le sulfate de quinine.

— **de soude.** — Cristaux blancs. — Soluble. —Amer.
— Diabète. — 2 à 10 gr. par jour.

Citrique (Acide). — Blanc, cristallisé. — Très soluble. — Anti-goutteux, tempérant. — Scorbut. —
Limonade, 10 à 20 gr. par litre.

Citron. — Fruit du citronnier. — Arbre des pays chauds. — Rafraîchissant, astringent, antiseptique, antigoutteux. — Suc frais, 60 à 200 gr. — Alcoolature, 2 à 15 gr.

Citrophène (*Citrate double de phénétidine*). — Poudre blanche, acidulée. — Soluble 1/40. — Antipyrétique, antinévralgique, sédatif. — Migraines, névralgies, fièvre typhoïde. — 0,50 gr. 5 fois par jour.

— monophénéthydine. — V. *Apolysine.*

Clavelier jaune. — V. *Xanthoxylum caribæum.*

Cnicin. — Principe actif du Chardon bénit. — Vomitif. — Inusité.

Coaltar. — Goudron extrait de la houille. — Désinfectant. — Coaltar saponiné, solution dans la teinture de panama à 80°.

Coca. — Arbre du Pérou. — Feuilles. — Stomachique, calmant, nutritif. — Poudre 4 à 6 gr. — Teinture 1 à 15 gr. — Vin 30 à 60 gr. — Infusé 5 à 10 0/00.

Cocaïne (Chlorhydrate de). — Paillettes. — Très soluble. — Anesthésique, analgésique. — Interne : de 0,02 à 0,10 ctg. — Injections, solution. — Usage ext.: 1 à 2 0/0. — Anesthésie locale. — Solution 1/5 à 1/10.

— cristallisée. — Peu soluble ; soluble dans les huiles. — Mêmes emplois que le chlorhydrate de cocaïne.

Cochlearia. — Plante d'Europe. — Feuilles, racines. — Antiscorbutique, stimulant. — Alcoolature 10 à 30 gr. — Sirop 20 à 60 gr. — Vin 30 à 60 gr.

Cocillana. — Plante de la Bolivie. — Ecorce. — Bronchite. — Facilite l'expectoration. — Teinture au 1/5 de 5 gr. à 8 gr.

Codéine. — Alcaloïde de l'opium. — Cristaux blancs. — Soluble 1/60. — Hypnotique, calmant 0,01 à 0,05 ctg. — Sirop 0,04 ctg. par cuillérée à soupe, de 2 à 4 par jour.

Coings. — Fruit du Cognassier. — Arbre d'Europe. — Fruits, semences : le fruit est astringent; les semences mucilagineuses. — Sirop 50 à 100 gr.

Colchicine. — Principe actif du Colchique. — Cristaux incolores. — Insoluble. — Soluble dans l'alcool. — Antigoutteux, antirhumatismal. — 0,002 à 0,005 millig. — A surveiller. — Très actif.

Colchique. — Plante d'Europe. — Bulbes, semences. — Drastique, diurétique, antirhumatismal. — Teinture de bulbes 2 à 5 gr.. — Teinture de semences 1 à 4 gr. — Poudre 0,05 à 0,30 ctg. — Vin de bulbes 10 à 20 gr. — Vin de semences 5 à 10 gr.

Colcothar. — V. *Oxyde rouge de fer*.

Collargol (*Argent colloïdal*). — Cristaux gris acier. — Soluble 1/15. — Septicémie, érysipèle, bronchite putride, rhumatisme, charbon, scarlatine, fièvre typhoïde. — Pommade de Crédé 15 0/0. — Solution au 1/20. — Injections 1 0/0. — L'albumine favorise la stabilité des solutions.

Collodion. — Solution de fulmicoton dans l'alcool éthéré. — Pansement.

Colocynthine. — Alcaloïde de la Coloquinte.

Colombine. — Principe actif cristallisable du Colombo. — Soluble. — Inusité.

Colombo. — Arbre d'Amérique et d'Afrique. — Racines. — Tonique, stomachique. — Extrait 0,20 à 1 gr.

— Poudre 0,50 à 5 gr. — Infusé 10 0/00. — Vin
50 à 80 gr.

Colophane. — Résidu de la distillation de la térébenthine. — Insoluble. — Sert à confectionner les
emplâtres.

Coloquinte. — Fruit du *Colocynthis*. — Purgatif
drastique violent. — Poudre 0,20 à 0,50 centig. —
Extrait de 0,10 à 0,25 ctg.

Colorin. — V. *Erythrina*.

Combretum Raimbaultii. — Plante d'Afrique. —
Feuilles. — Tonique, émétique. — Fièvre bilieuse
hématurique. — Décocté 16 0/00.

Concombre. — Pulpe du fruit. — Adoucissant.—Suc
en pommade.

— **sauvage** (*Elaterium*). — Suc du fruit. — Purgatif violent. — Suc français 0,05 à 0,10 ctg. — Suc
anglais (suc pur) 0,005 à 0,010 millig.

Condurangine.—Glucoside du *Condurango*.

Condurango. — Arbre de l'Equateur. — Ecorce. —
Antinévralgique, hémostatique. — Ulcères de l'estomac, gastrites. — Poudre 1 à 3 gr. — Teinture
au 1/5, 2 cuill. par jour. — Décoction 15/200.

Congestine. — Produit retiré des Actinies, anémones
de mer. — Poudre incolore. — Soluble. — Fluorescent, congestionnant.

Conicine. — V. *Cicutine*.

Coniine. — V. *Cicutine*.

Consoude. — Plante d'Europe. — Racine. — Astringent. — Infusé 20 0/00. — Sirop 50 à 100 gr.

Contrayerva. — Plante du Brésil. — Racine.—Stimulant de l'atonie des organes digestifs, excitant, alexitère. — Infusé 8 à 40 0/00. — Poudre 4 à 8 gr. comme diaphorétique.

Convallamarine. — Principe actif du *Convallaria*. — Pilules. — Solution alcoolique 1 à 5 centigr.

Convallaria maïalis. — Plante d'Europe. — Fleurs et plante. — Sternutatoire. — Affections cardiaques. — Extrait aqueux 1 à 3 gr. — Poudre 2 à 8 gr. — Infusé, 10 à 15 gr. par jour.

Convallarine. — Principe actif du *Convallaria*.

Copahu. — Baume retiré de divers *Copaïfera*. — Anticatarrhal, antiblennorrhagique. — 5 à 20 gr. — Capsules, pilules, ou sous forme d'opiat mêlé au poivre cubèbe.

Coque du Levant. — Plante des Indes. — Fruits. — Antiépileptique, parasiticide. — Teinture II à X gouttes par jour.

Coquelicot. — Plante d'Europe et d'Afrique. — Fleurs. — Adoucissant béchique. — Infusé 5 à 15 0/00. — Sirop 10 à 80 gr.

Cordol (*Tribromure de salol*). — Poudre blanche. — Insoluble. — Peu toxique. — Hypnotique 2 gr. — Hémostatique 0,50 à 2 gr.

Coriandre. — Plante d'Afrique. — Semences. — Excitant, carminatif, stomachique. — Infusé 40 0/00. — Teinture X à L gouttes.

Corps jaune. — On emploie ceux de génisse ou de brebis. — Troubles de la ménopause, dysménorrhée, stérilité. — Poudre sèche représentant 5 fois son poids de substance fraîche. — De 0,20 à 0,40 ctg. par jour.

Coryl. — V. *Chloryle*.

Cosaprine. — Sulfodérivé de l'antiféhrine. — Poudre blanche. — Soluble. — Antipyrétique, antirhumatismal. — 0,25 à 1 gr. 50.

Cotarnine. — V. *Stypticine.*

Coto. — Arbre de la Bolivie.— Ecorce. — Stimulant, antidiarrhéique, stomachique. — Teinture au 1/10 V à XXX gouttes. — Poudre 0,25 à 0,50 ctg.

Cotoïne. — Principe actif du Coto. — Poudre jaune, amère. — Mêmes usages. — De 0,10 à 0,30 ctg.

Coucourou. — V. *Nandhiroba.*

Coumarine.—Principe aromatique de la fève Tonka. — Cristallisé. — Insoluble. — Sert à masquer les odeurs.

Courge (*Potiron*). —Graines. — Tœnifuge.— Emulsion de 60 gr. de semences décortiquées.

Cousso. — V. *Kousso.*

Craie préparée. — V. *Carbonate de chaux.*

Cratœgus oxyacantha (*Aubépine blanche*). — Arbuste d'Europe. — Tonique cardiaque. — Non toxique. — Teinture au 1/5. — De X à L gouttes.

Crème de tartre (*Tartrate de potasse acide*).— Peu soluble, 1/250. — Raffraîchissant, purgatif 8 à 13 gr. — Dentifrice.

Créoline (*Crésyl, Crésiline*).— Liquide brun, à odeur désagréable, retiré du goudron de houille. —Désinfectant. —Solution 5 à 20 0/00.

Créosal. — V. *Tannate de créosote.*

Créosocamphre. — V. *Camphorate de créosote.*

Créosoforme. — Mélange de créosote et de formaldéhyde. — Insoluble. — Désinfectant. — 2 à 4 gr. par jour.

Créosotal (*Carbonate de créosote*). — Produit pâteux. — Insoluble; soluble dans les huiles. — Succédané de la créosote. — 1 à 15 gr. dans de l'huile de foie de morue.

Créosote de hêtre. — Produit de la distillation du goudron de hêtre. — Presque insoluble. — Antiémétique, antispasmodique, antiexpectorant, stimulant, parasiticide. — De 1 à 2 gr. — Capsules, pilules, vin, sirop.

Créosotinate de soude. — Poudre, cristallisée amère. — Soluble. — Antipyrétique. — 2 à 4 gr. par jour.

Créosotol. — Vasogène créosoté à 20 0/0.

Crésalol. — V. *Salicylate de crésylol*.

Crésamine. — Mélange de tricrésol et d'éthylène diamine. — Liquide limpide. — Bactéricide. — Solution 1 pour 4/00.

Créségol. — Composé organique de mercure. — Bactéricide.

Crésiline. — V. *Créoline, Crésol*.

Crésochyne. — Combinaison sulfonée de quinoline et de tricrésol. — Antiseptique. — Sol. eau 5 0/0.

Crésol (*Crésylol, Crésyl, Crésiline, Acide crésylique*). — Un des principes constituants du goudron de houille. — Liquide et cristallisé. — Peu soluble. — Antiseptique.

Crésoliodine. — V. *Europhène*.

Crésotinique (Acide). — Homologue de l'acide salicylique. — 0,03 à 0,30 ctg.

Cresson. — Plante d'Europe. — Plante. — Antiscorbutique, sialagogue. — Suc de 100 à 200 gr.

— de Para. — Plante. — Odontalgique, antiscorbutique. — Peu d'action.

Crésyl. — V. *Créoline, Crésol.*

Cristallose (*Ortholuolsulfonate de soude*). — Edulcorant. — De 0,05 à 0,30 ctg. — Solution. — Tablettes.

Croton chloral. — Soluble à chaud. — Anesthésique du cerveau, hypnotique. — De 0,50 à 1 gr.

Croton Tiglium (Huile de). — Arbre des Moluques. — Huile retirée des semences. — Purgatif très violent, révulsif énergique. — Intér. : I à II gouttes dans de l'huile. — Ext. : de V à X gouttes en frictions.

Crurine (*Rhodonate de quinoléine et de bismuth*). — Traitement des ulcères avec 50 0/0 d'amidon. — Inj. urétrales, 1/200.

Cryogénine (*Semicarbazide aromatique*). — Poudre blanche. — Peu soluble, 2 0/0. — Antithermique. — Fièvre des tuberculeux. — De 0,20 à 1,50. — Sans action sur les sujets sains. — Cachets. — Potion alcoolisée.

Cryophine. — Dérivé de la phénétidine et de l'acide méthylglycolique. — Cristaux. — Peu soluble; à froid 1/50. — Antipyrétique, fébrifuge, antinévralgique 0,50 à 1 gr. 50. — Cachets.

Cryostase. — Mélange à P. E. de phénol, saponine, camphre. — Se liquéfie par le froid et se solidifie par la chaleur.

Cubèbe (Poivre). — Arbre des Antilles. — Fruits. — Stimulant, antigonorréique, antiblennorragique. —

Extrait oléo-résineux 1 à 3 gr. — Poudre 8 à 30 gr.

Cubébine. — Principe actif du poivre cubèbe.

Cuivre. — Inusité à l'état métallique. — V. *Sels de*.

Cumin. — Plante d'Europe. — Séminoïdes. — Carminatif, excitant. — Infusé 5 à 15 0/00.

Cumol. — V. *Cymol*.

Cupratine (*Albuminate de cuivre*). — Dermatoses.

Cupréine. — Dérivé de la quinine.

Cupriaseptol. — Composé cuprique de l'acide phénol-sulfonique.— Poudre cristalline vert clair.— Soluble. — Hémostatique, désinfectant.

Cuprine. — V. *Cyanure de cuivre*.

Cuprohæmol (*Hæmol cuivreux*). — Poudre brune. — Insoluble. — Tuberculose. — Pilules 0,01 à 0,04 ctg. 3 fois par jour.

Cuprol. — Combinaison organique de cuivre et d'acide nucléinique. — Poudre verte. — Soluble. — Catarrhe de la conjonctive. — Solution à 10 0/0 avec 1/2 0/0 de chloratone.

Curare. — Extrait retiré des feuilles des *Strychnos toxifera, Castelneana, Triplinervia*. — Arbres de l'Amérique du Sud. — Tétanos, épilepsie, chorée. — — Inj. hypod. 0,05 par cc³.

Curarine. — Alcaloïde du Curare. — 20 fois plus actif que le curare.

Curcuma. — Plante d'Asie. — Rhizôme. — Aromatique, excitant.

Cutal ou **Cutol** (*Borotannate d'alumine*). — Poudre jaune. — Insoluble. — Astringent, antiseptique. — Eczéma humide, ulcères. — Pommade 10 à 20 0/0.

Cutal soluble (*Borotannotartrate d'alumine*). — Astringent, antiseptique. — Solution 1 à 2 0/0.

Cyanhydrate d'antipyrine. — V. *Amygdalate.*

— de chloral. — V. *Chloralcyanhydrine.*

Cyanhydrique (Acide) *médicinal* au dixième Codex 1866, au centième Codex 1884. — 1/9 ou 1/99. — Solution aqueuse, instable. — Très toxique. — Toux nerveuses. — II à X gouttes.

Cyanure de Cuivre (*Cuprine*). — Conjonctivites granuleuses et trachomateuses. — Pommade, solution, crayon.

— de fer (*Bleu de Prusse*).—Bleu foncé.— Insoluble. — Fièvres intermittentes. — 0,10 à 0,50 ctg. 2 à 3 fois par jour.

— de mercure. — Cristaux blancs. — Soluble 1/8; Alcool 1/20. — Syphilis, oculistique. — Inj. hyp., 0,01 et 0,02 ctg. — Très douloureux.

— (*Cyanhydrargyrate de potassium*). — Antisyphilitique. — Inusité.

— — (*Sulfocyanure de mercure*). — Antisyphilitique. —Inusité.

— d'or. — Cristaux jaunes. — Peu stable. — Insoluble. — 4 à 16 millig.

— de potassium. — Cristaux blancs. — Très soluble. — Altérable, *très toxique.* — Action inconstante.— Intérieur 0,01 à 0,05 centigr.

— de zinc.— Blanc. — Insoluble. — Sédatif. — Intérieur de 0,05 à 0,10 centigr.

— de zinc et de mercure. — Cristaux blancs.— Soluble. — Antiseptique. — Solution 1 0/00.

Cymol (*Cumol*). — Liquide huileux, retiré du goudron de houille. — Sert à stériliser le catgut.

Cynoglosse. — Plante d'Europe. — Entre dans les pilules de Cynoglosse, qui contiennent par 0,10, un centig. d'extrait d'opium.

Cynorrhodon. — Fruit de l'églantier. — Astringent acidulé. — Base de la conserve de cynorrhodon. — — Intérieur *ad libitum.*

Cytisine. — Alcaloïde du Cytise et du Genêt d'Espagne.

D

Damiana turnera. — Plante de l'Amérique du Sud. — Tonique, stimulant, anticatarrhal. — Décoction 30 0/00. — Teinture au 1/5, 3 à 10 gr. — Extrait fluide 2 à 12 gr.

Dammarol. — Essence retirée de la résine de *Kaori.*

Daphné mezereum. — Plante commune. — Ecorce. — Antiherpétique, antipsorique, antisyphilitique. — Ecorce 4 à 5 gr. — Extrait 0,05 à 0,10 ctg.

Daphnéine. — Principe actif du *Daphné.*

Darutine. — Principe actif du *Siegesbeckia.*

Dattes. — Fruits du dattier. — Plante d'Afrique. — — Adoucissant, béchique. — Décocté 30 0/00.

Datura stramonium. — Plante d'Europe. — Feuilles. — Narcotique, antispasmodique. — Alcoolature ou Teinture V à XL gouttes. — Extrait alcoolique 0,05 à 0,50 ctg. — Poudre 0,05 à 1 gr.

Daturine. — Alcaloïde du *Datura.* — Cristallisé. — Peu soluble. — Analogue à l'atropine.

Delphine (*Delphinine, Delphisine*). — Alcaloïdes divers du Staphisaigre.

Dermatol (*Sous-Gallate de bismuth*). — Poudre jaunâtre, inodore. — Insoluble. — Désinfectant, cicatrisant. — Intérieur 2 à 6 gr.

Dermogène (*Peroxyde de zinc*). — Poudre jaunâtre. — Antiseptique. — Maladies de peau. — Pansements.

Dermosaprol. — Mélange d'huile de foie de morue, baume du Pérou, lanoline, graisse, glycérine, etc., dans lequel on incorpore des médicaments.

Désinfectol. — Liquide huileux brun. — Analogue à la créoline.

Dextrine. — Amidon cuit à 160 degrés.— Soluble. — Sert à confectionner des appareils inamovibles. — Base d'onguents.

Dextroforme. — Combinaison de dextrine et de formol. — Soluble. — Sert aux pansements.

Diacéthylmorphine. — V. *Héroïne*.

Diacéthyltanin. — V. *Tannigène*.

Diachylum. — Onguent adhésif.

Diantipyrine méthane. — V. *Formopyrine*.

Diaphol. — Antiseptique peu actif, non toxique.

Diaphtérine (*Oxyquinaseptol*). — Poudre jaune. — Soluble. — Antiseptique.

Diaphtol (*Quinaseptol, Acide orthoquinolinmétasulfonique.* — Bactéricide, antigonorrhéique. — En solution à 1 0/0.

Diaphtolate de soude. — Solution de diaphtol dans la soude.

Diascordium (Electuaire de). — Antidiarrhéique.
— 1 à 10 gr. — Pilules, potion.

Diastase. — V. *Maltine*.

Dibromogallique (Acide). — V. *Gallobromol*.

Dibromosalicylate de quinine. — V. *Bromo-quinal*.

Dictame de Crète. — Plante d'Europe. — Feuilles.
— Excitant, emménagogue. — Fait partie du diascordium.

Diethylsulfon diméthylméthane. — V. *Sulfonal*.

Difluordiphényle (*Diphényle difluoré*). — Cristaux blancs. — Insoluble. — Pommade ou poudre avec talc, contre les brûlures.

Digitale. — Plante d'Europe. — Feuilles. — Sédatif du cœur, diurétique. — Alcoolature V à XXX gouttes. — Teinture X à L gouttes. — Infusé 1 à 5 gr. 0/00. — Macération 0,10 à 0,50 ctg. pour 150 gr. — Poudre 0,05 à 1 gr. — Extrait 0,10 à 0,30 centigr.

Digitaline amorphe. — Insoluble dans l'eau ; soluble dans l'alcool et le chloroforme. — Affections cardiaques. — Intérieur de 1/5 à 2 milligr. — S'accumule.

— **cristallisée.** — Cristaux blancs. — Peu soluble. — Affections cardiaques de 1/10 de milligr. à 1 milligr. et 1/2. — Granules. — Solution alcoolique au 1/1000 ; L gouttes équivalent à 1 milligr. de digitaline cristallisée. — *S'accumule*. — Très toxique.

Di-iodoforme (*Ethylène periodé*). — Cristaux jaunes, presque inodores. — Insoluble. — Succédané de l'iodoforme.

Di-iodo salicylate de méthyle. — V. *Sanoforme*.

Diméthyloxyquinizine. — V. *Antipyrine.*

Dinitrate de glycol. — V. *Vaso-dilatateurs.*

Dionine (*Ethylmorphine*). — Poudre blanche. — Soluble. — Sédatif, analgésique. — Plus maniable que la morphine. — Intérieur de 0,01 à 0,03 cent. — Potion, pilules, injections.

Diphenyle difluoré. — V. *Difluordiphenyle.*

Distéarinoglycérophosphate de Choline. — V. *Lécithine.*

Ditamine. — Principe actif de l'*Alstonia scholaris.*

Dithiosalicylate de soude. — Poudre grise. — Soluble. — Mêmes usages que le salicylate. — 0,20 ctg. 2 fois par jour.

Diurazine (*Diméthyl-acétyl-salicylate de théobromine*). — Ne se dissout que dans l'intestin. — Hydropisie.

Diurétine (*Salicylate de théobromine et de soude*). — Poudre blanche. — Soluble. — Diurétique. — 2 à 6 gr.

Doradille. — Petite fougère, employée dans les maladies des poumons.

Dormiol. — V. *Amylène chloral.*

Douce amère. — Plante d'Europe. — Tige. — Sudorifique, dépuratif. — Infusé 20 0/00.

Doundaké (*Sarcocephalus*). — Plante du Sénégal. — Plante. — Astringent, fébrifuge. — Vin 30 0/00. — Poudre 2 à 4 gr. — Extrait 0,20 à 0,50 ctg.

Doundakine. — Alcaloïde du *Doundaké.*

Dracontium fœtidum. — Rhizôme. — Narcotique, stimulant, antispasmodique. — Poudre 0,60 à 2 gr.

Drosera rotundifolia. — Plante d'Europe. — Plante. — Antispasmodique. — Coqueluche. — Teinture de V à XX gouttes. — 2 à 3 fois par jour.

Duboisia myoporoïdes. — Arbuste d'Australie. — — Feuilles. — Goître exophtalmique.

Duboisine. — Alcaloïde du *Duboisia*. — Jaune cireux. — Soluble. — Succédané de l'atropine. — Intérieur de 1/5 à 1 milligr. — Extér. 0,05 pour 10 gr. — S'élimine lentement.

Dulcine (*Sucrol, Paraphénétol carbamide*). — Poudre blanche. — Peu soluble. — Propriétés analogues à celles de la saccharine. — Plus agréable au goût. — A hautes doses, colore les urines en rouge.

Duotal (*Carbonate de gaïacol*). — Cristallisé. — Insipide, non caustique. — Insoluble. — 0,20 à 4 et 5 gr. — Se dédouble dans l'intestin. — Succédané du gaïacol, contient 74 0/0 de gaïacol.

Dymal (*Salicylate de didyme*). — Poudre blanche. — Provient des résidus des becs Auer. — Topique, siccatif, antiseptique. — Pommade 10 0/0.

Dyspeptine. — Suc gastrique frais du porc. — Odeur *sui generis*. — Liquide ambré. — 1 à 3 cuill. à soupe.

E

Eau albumineuse. — Quatre blancs d'œufs battus dans un litre d'eau sucrée et aromatisée.

— **d'Alibour.** — Sulfate de zinc 70, sulfate de cuivre 20, camphre 10, safran 4. — Eau pour collyres.

— **de chaux.** — Eau saturée de chaux (oxyde de

. calcium). — Antidiarrhéique, antiacide, antialbumi-
nurique. — De 5 à 100 gr.

Eau chloroformée. — Eau saturée de chloroforme à
froid, sans addition d'alcool. — Nausées, douleurs
d'estomac.— Par cuill. à soupe dans de l'eau sucrée.

— **de Goulard.** — Sous-acétate de plomb liquide 20,
alcoolat vulnéraire 80, eau 900.

— **de Gowland (Lotion de Gowland).** — Emulsion d'amandes amères avec sublimé.

— **de Javelle.** — V. *Chlorure de potasse.*

— **oxygénée** (*Superoxyde d'hydrogène*). — Antiseptique. — Solution d'eau oxygénée pure, neutre,
pour pansements, de 1 à 5 0/0 d'eau, ou 30 0/0 en
poids d'eau oxygénée pure.

Le lait additionné, de suite après la traite, d'eau oxygénée à la dose de 1 à 2 0/0, se conserve très bien et
n'a aucune action nocive ; l'eau oxygénée disparais-
sant. Cette action n'a pas lieu avec le lait cuit.

— **oxygénée boriquée.** — Eau oxygénée à 12 vol.,
contenant 30 0/00 d'acide borique. — Antiseptique.

— **de Pagliari.** — Eau alunée, saturée de benjoin.
— Hémostatique.

— **phagédénique.** — Sublimé 0,40 ctg., eau de chaux
120. — Ulcères vénériens.

— **quadruple.** — Sulfate de zinc 4 gr., goudron 0,50
ctg., aloès 0,50 ctg., chlorure de sodium 15, eau 1000.

— **de vie allemande.**— Teinture de Jalap composée.
— Purgatif drastique. — De 10 à 40 gr.

Echinacea angustifolia. — Plante de l'Amérique du
Nord. — Racine. — Adénites cervicales. — Teinture
au 1/5, 3 cuill. à café par jour.

Echtol. — Mélange d'extrait fluide de *Thuya* et d'*Echinacea*. — Antipurulent, antisuppuratif.

Edwigia balsamifera. — Plante des Antilles. — Plante. — L'extrait est un poison nerveux. — Hypothermisant.

Egol. — V. *Phénégol.*

Ektogan. — Mélange contenant 55 0/0 de peroxyde de zinc. — Poudre jaune. — Insoluble. — Produit avec l'acide tartrique de l'oxygène naissant. — Antiseptique.

Elatérine. — Principe actif de l'*Elatérium*. — Insoluble. — Purgatif drastique. — Teinture de XV à L gouttes.

Elatérium. — V. *Concombre sauvage.*

Elémi. — Résine du *Canarium commune*. — Entre dans les onguents, pommades.

Ellébore blanc (*Veratrum viride*). — Plante d'Europe. — Racine. — Purgatif violent, sternutatoire. — Poudre 0,03 à 0,10 centigr.

— **noir** (*Rose de Noël*). — Racine. — Emménagogue, purgatif drastique violent. — Inusité.

Elléboréine. — Anesthésique de la thérapeutique oculaire. — 1/2 millig. par goutte d'eau.

Elosine. — Résinoïde, retirée du *Chamadirium luteum*. — Vermifuge, emménagogue.

Embelate d'ammoniaque. — Poudre rouge. — Tænifuge. — 0,15 à 0,20 ctg. dans du miel.

Embellique (Acide). — Retiré de l'*Embellia ribes*.

Emétine. — Cristaux blancs. — Soluble 1 0/0. — Vomitif. — On emploie le bromhydrate. — Solution

0,06/30. — Solution alcoolique à 20 0/0, de V à XX gouttes comme expectorant.

Emétique (*Tartrate de potasse et d'antimoine, tartre stibié*).— Poudre blanche.—Soluble 1/14.— Vomitif, purgatif, controstimulant, de 0,03 à 0,20 ctg.; comme vomitif 0,03 à 0,10 ctg.; comme purgatif dans beaucoup d'eau.

Emodine (*Trioxyméthylanthraquinone*). — Poudre rouge. — Insoluble. — Solution alcoolique. — Ecoprotique agréable. — 0,10 ctg. — Cachet, pilule.

Empyroforme. — Produit de condensation du goudron et du formol. — Poudre brune, odeur de goudron. — Insoluble. — Antiseptique. — Eczémas, prurit, pansement des plaies, psoriasis, prurigo. — Pommade à 5 0/0.

Encens. — Résine du *Boswellia*. —Fumigations, onguents. — Clous fumants.

Endoxine. — Sel de bismuth du *Nosophène*.

Entérokinase. — Extrait du suc intestinal, retiré des premières portions de l'intestin grêle. — Entérites, constipation.

Entérol.— Mélange de trois crésols isomères. — Poudre. — Soluble. — Antiseptique. — Solution de 0,02 ctg. 0/0. — 1 à 5 gr. par jour.

Eosolate de calcium. — Poudre blanc gris. — Soluble 1/8. — 25 0/0 créosote. — Diabète. — 0,25 à 0,60 ctg. 3 à 4 fois par jour. — Cachet, paquet.

— **de quinine.** — Sel de quinine neutre de la trisulfoacétylcréosote. — Poudre blanche. — Malaria. — Pilules. — Associé à la strychnine, 6 pilules par jour à 0,01 ctg.

Eosote. — V. *Valérianate de créosote.*

Ephedra nevadensis (*Tapo potc*). — Plante des États-Unis. — Dépuratif, tonique. — Blennorragie. — Infusion 30 0/00.

Epicarine. — Produit de la condensation du Naphtol β et de l'acide créosotique. — Succédané du naphtol. — Dermatoses, séborrhée, prurigo, gale. — Pommade 10 0/0.

Epine-Vinette. — V. *Berberis.*

Epiosine. — Dérivé de la morphigénine. — Cristallisé. — Insoluble. — Calmant, soporifique. — 0,10 à 0,13 centigr.

Epithol. — Alliages métalliques d'étain et de cuivre, employés à l'état de poudre. — Antiseptique.

Éponge fine. — A l'état naturel, comme dilatant. — — Torréfiée, contre le goître.

Ergot de seigle. — Mycelium du *Claviceps purpurea.* — Provoque les contractions utérines, hémostatique, antipyrétique. — 2 à 4 gr. hémostatique. — 0,50 à 4 gr. obstétrical.

Ergotine. — Extrait aqueux de seigle ergoté, repris par l'alcool. — Mêmes usages. — De 0,50 à 4 gr. par jour.

Ergotinine. — Alcaloïde cristallisé extrait de l'ergot de seigle. — Soluble dans l'eau acidulée. — Mêmes usages. — De 1/4 de millig. à 1 millig.

Ericine. — V. *Mésotane.*

Erigeron canadense. — Feuilles, fleurs. — Antidiarrhéique, antihémorragique. — Infusion 1 0/0. — Poudre 0,05 à 0,10 ctg.

Erodium cicutarium. — Plante de Russie. — Mé-

trorrhagies, ménorrhagies. — Infusion de 15/180.
— 1 cuill. toutes les heures.

Eryngine. — Glucoside de l'*Eryngium.*

Eryngium aquaticum. — Plante de la Guyane. — Racine. — Fébrifuge, emménagogue. — Décocté 30 0/00. — Teinture au 1/5, 1 à 5 gr.

Erysimum (*Sisymbrium officinale, Vélar, Herbe aux chantres*). — Feuilles. — Stimulant, béchique. — Infusé 10 0/00.

Erythrina corallodendron. — Plante du Mexique. — Hypnotique, sédatif, purgatif, diurétique. — 0,50 à 1 gr. d'extrait.

Erythrocoralloïdine. — Alcaloïde de l'*Erythrina.*

Erythrol (*Iodure double de bismuth et de cinchonidine*).— Poudre rouge. — Insoluble. — Dyspepsies. — 1 à 5 centigr. à la fin du repas. — Pommade 2 à 4 p. 30.

Erythrophléine.—Principe actif de l'*erythrophlœum* — Poudre crist.— Soluble. — A été préconisé pour. remplacer la digitale. — Insuffisance mitrale. — 1/10 de milligr. à 3 milligr. par jour.

Erythrophlæum guineense.—Plante d'Afrique.— V. *Mancone.*

Escargot (*Limaçon*).— Préconisé dans les affections de poitrine. — Pâte, sirop *ad libitum.*

Escalinate de quinine. — V. *Æsco-chinine.*

Esculine. — Principe actif du marronnier. — Insoluble. — Fébrifuge, antinévralgique. — 1 à 2 gr.

Esérine (*Calabarine*). — Alcaloïde de la fève de Calabar.— Cristallisé.— Très peu soluble. — On emploie le sulfate. — Soluble. — Contracte la pupille. — Intérieur 2 à 6 millig. — Collyre 1 gr. p. 200. — Antagoniste de l'atropine.

Esprit de Mindererus. — V. *Acétate d'Ammoniaque liquide.*

Essence de térébenthine. — Huile essentielle du *Pinus maritima.* — Insoluble. — Stimulant, vermifuge. — Intér. 4 à 8 gr. Capsules. — Extér. Liniments.

— **de Winter green.** — Huile essentielle du *Palommier* ou *Gaultheria procumbens.* — Stimulant. — Rhumatisme.

— **de Winter artificielle.** — V. *Salicylate de méthyle.*

Ether acétique. — Soluble 1/44. — Comme l'éther sulfurique.

— **acétolsalicylique.** — V. *Salacétol.*

— **brombydrique.** — V. *Bromure d'éthyle.*

— **carbonique de la quinine.** — V. *Aristochine.*

— **chlorhydrique.** — V. *Chlorure d'éthyle.*

— **dermasan.** — Savon chargé d'acide salicylique à 10 0/0 avec de l'éther salicylique. — Douleurs rhumatismales.

— **éthyliodbydrique.** — V. *Iodure d'éthyle.*

— **éthylique de l'acide para-amido-benzoïque.** — V. *Anesthésine.*

— **iodhydrique** (*Iodure d'éthyle*). — Insoluble. — Très altérable. — Antiasthmatique. — X à L gouttes en inspirations.

— **iodoformé.** — Solution d'iodoforme dans l'éther sulfurique à saturation.

Ether nitrique (*Ether azoteux*). — Soluble 1/50. — Excitant, carminatif, diurétique. — X à L gouttes.

— **de pétrole**. — Dérivé de la distillation du pétrole. — Très inflammable. — Insoluble. — Dissolvant des graisses.

— **phosphoré**. — Solution de phosphore à 2 0/0. — Toxique. — Par gouttes.

— **sulfurique** (*Ether hydrique, oxyde d'éthyle*). — Soluble 1/15. — Excitant, diffusible, antispasmodique, anesthésique. — X à LX gouttes par jour. — Sirop à 2 0/0.

— — **alcoolisé** (*Liqueur d'Hoffmann*). — Mélange d'éther et d'alcool P. E. — Perles, gouttes. — Pulvérisations.

Ethiops martial. — V. *Oxyde ferrosoferrique*.

— **minéral**. — V. *Sulfure de mercure*.

Ethoxycaféine. — Poudre blanche. — Crist. aiguilles. — Insoluble. — Antinévralgique, diurétique, narcotique. — Migraine, névralgies. — 0,10 à 0,25 ctg. — Inject. hypod. — Cachets ou solution salicylatée, 0,25 ctg. — Maximum 0,50 ctg. par jour.

Ethylamygdophénine. — V. *Amygdophénine*.

Ethylcarbonate de quinine. — V. *Euquinine*.

Ethylchloraluréthane. — V. *Somnal*.

Ethylénate de gaïacol. — V. *Gaïacol éthylique*.

Ethylène periodé. — V. *Diiodoforme*.

Ethylénimine. — V. *Pipérazine*.

Ethylmorphine. — V. *Dionine*.

Ethylsulfonal. — V. *Trional*.

Ethyluréthane. — V. *Uréthane*.

Eucaïne (Chlorhydrate d'). — Alcaloïde artificiel préparé avec l'ecgonine et l'acide oxypipéridine carbonique. — Poudre blanche. — Très soluble 1/9. — Ralentit le pouls. — Anesthésique. — Inj. hypod. — Solution à 2 0/0. — Intérieur de 0,01 à 0,20 ctg. en solution à 1 0/0.

Eucalypteol (*Bichlorhydrate d'eucalyptène*).—Poudre cristalline. — Insoluble. — Antiseptique pulmonaire et intestinal. — 0,25 à 1 gr. — Pilules, saccharolé.

Eucalyptol. — Retiré de l'eucalyptus. — Liquide incolore. —Insoluble. — Inhalations. — Capsules de 0,10 à 0,20 ctg., 5 à 10 par jour. — Injections huileuses 1/4.

Eucalyptus globulus.—Plante d'Europe et d'Afrique.— Feuilles.—Fébrifuge, antituberculeux, anticatarrhal. — Alcoolature 4 à 15 gr. — Infusion 20 0/00. — Teinture 1 à 10 gr.

— **(Essence d').**—Stimulant. — Catarrhes bronchites. — Capsules, 0,25 à 1,50.

Eudermine. — Excipient pour pommades.

Eudermol (*Salicylate de nicotine*). — Cristallisé. — Soluble. — Antipsorique.— Pommade 1 0/00.

Eudoxine (*Sel de bismuth du nosophène*). — Poudre brune. — Insoluble. — Catarrhe intestinal. — 0,25 à 2 gr. par jour suivant l'âge.

Eugallol (*Monoacétate de pyrogallol*). — Soluble. — Très irritant.— Dermothérapie.

Eugénol. — Liquide huileux, retiré de l'essence de

girofles.—Insoluble.—Antiseptique. — Non toxique.
— Tuberculose. — Inject. hypod. 0,25 à 1 gr.

Eugénol iodé. — Eugénol mélangé avec iode et
iodure. — Poudre jaune.—Insoluble.—Désinfectant.
—Plaies de mauvaise nature.

Euguforme (*gaïacol méthylénique acétylisé*).—Poudre blanche. — Insoluble. — Lupus vulgaire, ulcères, prurit. — Poudre ou pommade 2 à 10 0/0.

Eukinase. — Ferment extrait de la muqueuse duodénale du porc. — Poudre jaune. — Affections intestinales.

Euménol.— Extrait alcoolique du *Tang-Kui* ou *Manmu*. — Plante de Chine. — Troubles menstruels.—
1 cuill. à café 3 fois par jour.

Eumorphol. — Sérum obtenu en soumettant des
cobayes à l'influence prolongée de la morphine. —
L'antitoxine obtenue fournit un antidote contre l'empoisonnement par l'opium et contre la morphinomanie.

Eumydrine (*Nitrate d'atropine méthylique*).—Poudre blanche. — Soluble. — Ophtalmologie, sueurs
des phtisiques.

Eunatrol. — V. *Oléate de soude.*

Eunol α et β. — Combinaison d'eucalyptol et de
naphtol α et β. — Antiseptique.

Euonymine. — V. *Evonymine.*

Eupatorium cannabium (*Eupatoire*). — Plante
d'Europe. — Plante. — Contre les obstructions.

— **saturœfolium.**— V. *Guaco eupatorium.*

Euphorbe. — Résine de l'*Euphorbia officinalis.* —

Purgatif drastique, vésicant. — Injections hypod. de
un cent c³ d'une émulsion contenant 1/4 de millig.
contre la tuberculose osseuse.

Euphorbia pilulifera.— Arbre d'Afrique.— Plante.
— Antidyspnéique. — Ext. aq. 0,04 à 0,10 ctg. —
Ext. fl. X à L gouttes. — Décoction 10 0/00.

Euporine (*Phényluréthane*). — Poudre blanche. —
Insoluble. — Antipyrétique, analgésique. — 0,50 à
1,50 par jour.

Euphtalmine (*Chlorhydrate de méthylvinyldiacéto-
nalcamine.*)— Mydriatique. — Solution 5 à 10 0/00.

Eupyrine (*Vanilline éthyl-carbonate de phénétidine*).
— Cristallisé. — Peu soluble. — Antipyrétique avec
action stimulante sur le cœur. — Cachet, 0,25 ctg.
3 à 4 par jour.

Euquinine (*Ethylcarbonate de quinine*).— Cristaux
blancs, insipides.— Peu soluble. — Doses et usages
du sulfate de quinine. — 0,50 à 4 gr.

Eurobine (*Triacétate de chrysarobine*).— Injections
hypod. en solution éthérée, chloroformique ou dans
l'acétone.

Europhène (*Iodure disobutylorthocrésil*).— Poudre
jaune. — Insoluble dans l'eau. — Remplace l'iodoforme. — Mêmes doses. — Insufflations de poudre.
— Pommade 5 à 10 0/0.

Evonymine. — Extrait hydroalcoolique d'*Evonymus
atropurpureus*.— Brun, vert ou liquide.—Employer
le vert. — Laxatif, cholagogue. — 0,05 à 0,15 ctg.
— Pilules, cachets.

Evonymus atropurpureus. — Plante d'Amérique.

— Décocté d'écorce. — Contre les maladies de foie, l'hydropisie.

Exalgine (*Méthylacétanilide*). — Cristaux blancs. — Peu solubles.—Analgésique supérieur à l'antipyrine. — Névralgies. —0,25 ctg. 2 à 3 fois par jour.

Exodine. — Éther diacétylé de l'acide rufigallique tétraméthylé. — Se rapproche de la purgantine.

Extrait de Saturne. —V. *Acétate de plomb liquide.*

— de Ganglions lymphatiques. — V. *Lympha-tine.*

— de la Glande mamellaire. — V. *Mamelline.*

— — parotide. — V. *Parotidine.*

— — pituitaire. — V. *Hypophyse.*

— — thyroïde. — V. *Thyroïdine.*

— — hépatique.— Cirrhose, hémoptysies tuberculeuses, goutte, diabète par anhépatie. — Cachet ou inj. hypod.

— — surrénale (*Sphygmogénine, Adrénaline*). — Principe actif de la glande. — Maladie d'Addison, épistaxis, pneumonie, hémorragies. — Sphygmogénine : extrait total correspondant à l'organe frais. — Adrénaline : extrait partiel au 1/1000. — V. *Adré-naline* et *Surrénales (Glandes).*

— de liquide rétinien.— Rétinite pigmentaire, amblyopie toxique, chlororétinite, atrophies rétiniennes. — Injections.

— de la muqueuse stomacale. — V. *Muqueuses.*

— d'organes biliaires. — Acholie, ictères, coliques hépatiques. — Capsules de 0,50 à 0,80 ctg. — 3 à 6 par jour.

Extrait d'ovaires. — V. *Ovarine.*

— **pancréatique.** — V. *Pancréas.*

— **de placenta** (*Placentine, Placentose*). — Retiré des placentas de vaches ou de brebis. — Augmentation ou rétablissement de la secrétion lactée. — Par cuillerée à soupe. — 1 cuillerée correspond à 50 gr. de placenta frais de brebis.

— **prostatique** (*Prostatine*). — Hypertrophie de la prostate, sénilité virile. — Cachets ou pastilles. — Chacun équivalant à 2 gr. d'organe frais. — 4 à 5 par jour.

— **pulmonaire.** — Suppurations chroniques non tuberculeuses du poumon, arthropathies hypertrophiantes pneumiques. — 1 cuill. à dessert de suc pendant 20 jours, puis suspension de 10 jours.

— **de rate** (*Splénine*). — Retiré de la rate du porc ou du mouton. — Cachexie paludéenne, leucémie, leucocythémie.— Inject. hypod. 3 cc. — Extrait sec. 1 cuill. à café équivaut à 50 gr. de rate fraîche. — 2 à 4 cuill. par jour.

— **de rein** (*Rénine, rénaline*). — Urémie, néphrite chronique, albuminurie. — Extrait sec, 1 gr. représente 5 gr. frais. — De 2 à 6 gr. par jour en 2 ou 3 fois.—En liquide injectable, 3 cc. par injection.

— **de substance grise.** — Neurasthénie, anémie locale ou générale du système nerveux.

— **testiculaire.** — V. *Testicules.*

— **de thymus.** — V. *Thymus.* — Maladie de Basedow, chlorose. — Extrait sec ou injections hypod.

F

Faam ou **Faham** (*Thé de l'île de Bourbon*). —Feuilles. — Excitant aromatique. — Infusion 4/200.

Fabiana imbricata (*Pichi*). — Arbre du Chili. — Bois, écorce. — Maladies des voies urinaires. — Extrait fluide 8 à 20 gr.—Extrait sec, 0,25 ctg. 2 à 3 fois par jour. — Décoction 30 0/00.

Faine. — Fruit du hêtre. — L'huile retirée du faine sert d'excipient.

Fécule de pommes de terre. — Poudre blanche brillante. — Insoluble. — Base de farines alimentaires. — Cataplasmes émollients.

Fenouil (*Fœniculum vulgare*). — Plante d'Europe. — Semences.—Apéritif, carminatif.—Infusé 15 0/00. — Poudre 1 à 5 gr.

Fenu grec (*Sénegrain*). — Plante d'Europe. — Semences. — Aphrodisiaque.

Fer. — Fer réduit. — Insoluble. — Spécifique de la chlorose. — 0,05 à 0,50 ctg. — Limaille de fer, 0,10 à 1 gr.

Ferissol. — Combinaison de l'acide cinnamique et du gaïacol. — Poudre blanche. — Soluble. — Tuberculose. — 0,50 à 1 gr.par jour.

Ferratine (*Albuminate de fer*).— Poudre rouge insipide, assimilable. — Soluble. —De 0,50 à 2 gr.

Ferricyanure de potasse (*Prussiate de fer, Bleu de Prusse*). — Insoluble. — Fièvres intermittentes. — 0,20 à 0,50 ctg.

Ferripyrine (*Ferropyrine*). — Combinaison de perchlorure de fer et d'antipyrine. — Poudre rouge. — Soluble. — Hémostatique, astringent. — Interne 0,50 ctg. 3 fois par jour. — Externe : 5 à 15 0/0.

Ferrocyanhydrate de quinine. — Sel jaune. — Peu soluble. — Névralgies.

Ferrocyanure de potasse. — Cristaux jaunes. — Soluble 1/4. — Peu usité.

Ferrol (*Nucléinate de fer*). — Poudre brun rouge. — Insoluble. — Neurasthénie.

Ferropyrine. — V. *Ferripyrine*.

Ferrosomatose. — Préparation de somatose et de fer. — 5 à 10 gr. par jour.

Ferrostypine. — Succédané du perchlorure de fer. — Poudre jaune. — Cristallisé. — Soluble. — Non caustique, hémostatique.

Fersan. — Produit du traitement du sang de bœuf par l'acide sulfurique. — Poudre brune. — Soluble, ne se dissout que dans l'intestin. — 3 cuill. à café par jour.

Fève de Calabar (*Physostigma venenosum*). — Plante d'Afrique. — Graine. — Paralyse le cœur, déprime la moëlle. — Antimydriatique, antagoniste de l'atropine. — Interne : poudre 0,05 à 0,20 ctg. — Externe : extrait, 0,02 à 0,15 ctg.

— **des marais.** — Plante d'Europe. — Fleurs. — Coliques néphrétiques. — Infusé 5 0/00. — Graines adoucissantes. — Diarrhées. — 200 gr. par litre en décoction.

— **de Saint-Ignace** (*Strychnos Ignatii*). — Semences. — Mêmes usages que la noix vomique, à doses plus faibles.

Fève Tonka (*Coumarouna odora*). — Parfumerie. Sert à désinfecter les poudres, l'iodoforme, etc.

Ficaire. — Plante d'Europe. — Plante. — Anti-hémorroïdale. — Extrait, poudre.

Fiel de bœuf (*Amer de bœuf*). — Liquide verdâtre. — Amer stomachique. — Extrait de 0,25 à 0,50 ctg. en pilules.

Figuier. — Arbre des pays chauds. — Le fruit (figue) est employé comme pectoral, émollient.

Filmogène. — Collodion à l'acétone : Nitrocellulose 3 gr., acétone 94 gr., huile de ricin 7 gr.

Fleurs pectorales. — Mélange de fleurs de mauves, violettes, coquelicot, pied de chat, tussilage, etc.

Fluorescéine (*Phtaléine de la résorcine*). — Poudre brune. — Soluble avec fluorescence verte. — Collyre pour la recherche des corps étrangers de la cornée 0,40/20.

Fluorhydrique (Acide). — Liquide caustique, attaquant le verre. — A conserver dans des bouteilles de gutta. — Tuberculose. — Inhalations.

Fluoroforme. — Gaz. — Action semblable à celle du chloroforme. — Antituberculeux. — Coqueluche. — Eau fluoroformée 2 à 8 0/0, une cuill. à café 4 à 5 fois par jour.

Fluorol. — V. *Fluorure de Sodium*.

Fluorure d'ammonium. — Cristallisé — Soluble. — Fermentations lactiques, dyspepsies flatulentes. — Solution 1/300. — 1 à 2 cuill. par jour.

— **d'argent.** — V. *Tachiol*.

— **de calcium.** — Cristallisé. — Insoluble. — 0,02 à

0,10 ctg. — Cachets. — Comme le fluorure d'ammonium.

Fluorure de Sodium (*Fluorol*). — Cristaux blancs. — Très soluble. — Antiseptique. — Lavages de vessie, cystite glaireuse. — Solution 0,25 à 1 0/0.

Fluosilicate de soude. — Cristaux blancs. — Soluble. — Antiseptique. — Solution de 0,50 à 0,75 0/0.

Foie. — Foie frais de porc, à la dose de 50 à 120 gr. par jour dans du bouillon. — Suspendre tous les 4 à 5 jours. — Cirrhose du foie. — Augmente la diurèse.

Formaldéhyde (*Aldéhyde formique, Formal, Formol*). — Gaz incolore, s'emploie en solutions aqueuses de 30 à 40 0/0. — Antiseptique non toxique. — Solutions à 0,50 0/0 et 1 0/0.

— Caséïne. — Poudre blanc jaune, sans odeur. — Insoluble. — Antiseptique faible, désinfectant énergique. — Tampons. — Poudre. — Solution aqueuse de 1/500 à 1/5000.

Formamide de mercure. — Poudre blanche. — Insoluble, instable, contient 76 0/0 Hg. — Syphilis. — Injections 0,01 à 0,02 ctg., très douloureuses.

Formanilide. — Lamelles blanches. — Peu soluble. — Analgésique, anesthésique des muqueuses. — Solution 10 à 20 0/0. — Interne : 0,10 à 0,30 ctg. par jour.

Formiate de chaux. — Poudre blanche. — Soluble. — Comme le formiate de soude.

—de lithine. — Poudre jaune. — Soluble. — Antiseptique. — Goutte, rhumatisme.

Formiate de soude.— Cristaux blancs.— Soluble. — Pneumonie fibrineuse.—0,51 à 1 gr. par 24 heures.

Formine.— V. *Urotropine.*

Formique (Acide). — Action puissante sur le système musculaire et retarde l'apparition de la fatigue. — XV à XX gouttes par jour dans un demi-verre d'eau; ajouter du bicarbonate de soude jusqu'à cessation d'effervescence.

Formol. — V. *Formaldéhyde.*

— géranié. — Formol alcoolisé et essence de géranium. — Formol 4, alcool 4, essence 2. — Pansement des dents.

Formopyrine (*Diantipyrine méthane*).—Cristallisé. — Soluble. — Anesthésique.

Fortoïne. — Alcaloïde du *Coto verum.* — Isomère de la *Cotoïne.* — Cristaux jaunes.—Très soluble.— Diarrhée des phtisiques, entérites. — Cachets, potion, 0,25 ctg.— 3 à 5 fois par jour.

Fougère mâle. — Plante d'Europe. — Rhizôme. — Anthelminthique. — Huile éthérée de 2 à 8 gr. en capsules. — Poudre 30 à 50 gr.

Fourmis rouges. — Employées en cataplasmes contre la paralysie.

Fragon épineux (*Petit houx*).—Diurétique 20 0/00.

Fraisier. — Rhizôme. — Diurétique. — Décoction 20 0/00.

Franciscea uniflora.— Arbre des Antilles.— Toxique à hautes doses. — Rhumatismes. — Poudre de racine 0,60 à 1,50. — Extrait fluide 0, 30 à 2 gr.

Frangipanier. — V. *Plumieria.*

Fraxine. — Substance retirée du frêne. — Fluorescent.

Fraxinelle. — Plante d'Europe. — Diaphorétique, vermifuge. — Infusé 10 0/00. — Poudre 2 à 10 gr.

Fraxinine. — Principe actif du frêne. — Paillettes rouges. — Fébrifuge 1 gr. à 1 gr. 50.

Frêne (*Fraxinus excelsior*). — Arbre d'Europe. — Feuilles. — Diurétique, anti-rhumatismal, laxatif. — Infusé 14 à 50 0/00.

Fromentine. — Farine d'embryon de blé.

Fruits pectoraux. — Dattes, jujubes, figues, raisins de Corinthe. — Décocté 50 0/00.

Fuchsine (*Chlorhydrate de rosaniline*). — Cristallisé rouge. — Soluble. — Albuminurie. — De 0,05 à 0,10 ctg. en pilules.

Fucus crispus (*Carragaheen*). — Algue blanche. — Plante d'Europe. — Béchique. — Décoction 30 0/00.

— vesiculosus. — Algue. — Plante d'Europe. — — Obésité, scrofules, goîtres. — Décoction 30 0/00. — Extrait 5 à 15 centigr., 3 fois par jour.

Fuligokali. — Mélange de suie et de potasse. — Antiscrofuleux. — 0,10 à 0,50 ctg. — Pilules.

Fulmi-coton (*Coton azotique*). — Sert à préparer le collodion.

Fumarine. — Principe actif du fumeterre.

Fumeterre (*Fumaria officinalis*). — Plante d'Europe. — Plante. — Tonique, dépuratif. — Infusé 20 0/00. — Sirop de 20 à 100 gr.

G

Gabianol. — Produit de la distillation des schistes de l'Hérault. — Liquide épais brun. — Phtisie, catarrhe pulmonaire. — Capsules de 0,25 ctg. 3 à 6 fois par jour.

Gacamphol. — V. *Camphorate de gaïacol.*

Gaïac ou *Gayac* (*Jasmin d'Afrique*). — Résine. — Stimulant, antigoutteux. — Maux de gorge. — Décoction 50 0/00. — Poudre 2 à 10 gr. — Pastilles 8 à 10.

Gaïacétine (*Pyrocatéchine, Monoacétate de soude*). — Poudre blanche. — Soluble 1/30. — 0,25 à 2 gr. — Succédané du gaïacol. — Tuberculose.

Gaïacol. — Principe constituant de la créosote de hêtre.

— **liquide**, non purifié. — Peu soluble.

— **cristallisé** pur. — Soluble 1/60. — Antithermique en badigeonnages. — Tuberculose, bronchites. — Vin, cachets de 0,10 à 1 gr. par jour.

— **benzoïque** (*Benzosol*). — Poudre insoluble. — Contient 54 0/0 de gaïacol. — Succédané du gaïacol. — Non caustique 0,25 à 0,50 ctg. 3 fois par jour. — Cachets.

— **camphré.** — Mélange de gaïacol et de camphre P. E. — Analgésique externe.

— (**Carbonate de**). — V. *Duotal.*

— **carboxylique** (**Acide**). — Cristallisé. — Inodore, insipide. — Insoluble. — Phtisie. — De 0,50 à 5 gr.

Gaïacol éthylique (*Ethylénate de gaïacol*). — Aiguilles blanc jaune. — Peu soluble. — Succédané du gaïacol. — 1 à 2 gr. par jour.

— **(Valérianate de).** — V. *Géosote.*

Gaïacolate de pipéridine (*Gaïapérol*).— Aiguilles. — Soluble 3,5 0/0. — Antituberculeux. — 0,30 à 2 gr. par jour. — Cachets.

Gaïacyl (*Monosulfate de gaïacol et de calcium*). — Poudre violette. — Soluble. — Anesthésique local. — Injections hypod. — Solution 5 à 10 0/0.

Gaïakinol (*Dibromogaïacolate de quinine*). — Cristallisé jaune. — Soluble 1/125.

Gaïapérol. — V. *Gaïacolate de pipéridine.*

Gaïasanol (*Chlorhydrate de diéthylglycocolle-gaïacol*).— Cristaux blancs. — Soluble. — Antiseptique, désodorisant. — Solution 1 à 2 0/0.

Galanga. — Plante. — Rhizôme. — Excitant, stomachique.

Galazyme. — Lait fermenté, analogue au Koumys.

Galbanum. — Gomme résine. — Stimulant, antispasmodique.

Galéga. — Plante indigène. — Rhizôme. — Excitant, aromatique, masticatoire. — Infusé 20 0/00. — Poudre 2 à 4 gr.

Gallacétophénone (*Trioxybenzol*). — Poudre jaune peu soluble. — Psoriasis. — Pommade 1/10.— Solution 4 0/0.

Gallanol (*Gallol, Gallinol*). — Cristaux blancs. — Peu soluble 4 0/00 ; très soluble à chaud. — Affections de la peau. — Ne tache pas le linge. — Poudre. — Pommade de 1/4 à 1/10.

Gallate de bismuth. — V. *Dermatol.*

— de mercure.— Poudre vert noir. — Syphilis. — 0,05 à 0,20 ctg. — Pilules.

Gallicine (*Ether méthylgallique*). — Cristaux. — Soluble à chaud. — Conjonctivite, kératite, collyre sec.

Gallique (Acide). — Aiguilles blanc jaune. — Soluble 1/100. — Astringent. — De 0,30 à 1 gr. — Cachets, vin.

Gallobromol (*Acide dibromogallique*). — Aiguilles blanches. — Soluble 12 0/0. — Épilepsie, blennorragie. — Cachets 0,50 ctg. 6 à 8 par jour. — Solution 2 à 4 0/0.

Gallogène (*Acide ellagique*).— Retiré du *Dividivi*. — Poudre jaune. — Insoluble. — Astringent intestinal. —0,50 à 3 gr. par jour.

Gallol. — V. *Gallanol.*

Garcinia mangostana. — Plante de Cochinchine. — Écorce de la tige. — Diarrhée blanche de Cochinchine. — Décoction 40 0/00. — 1 litre par jour.

— Hamburgi. — V. *Gomme Gutte.*

Garou ou Sainbois. — Purgatif, diaphorétique, irritant. — Entre dans les pommades épispastiques.

Gastérine. — V. *Phosphate de bismuth.*

Gastérine. — Suc gastrique du chien.

Gasu-Basu. — Plante des Indes. — Contient la *nerrocidine.* — V. ce mot.

Gaultheria (*Palommier*). — Plante d'Amérique. — Plante. — Stimulant. — Contient l'essence de Winter Green. — Infusé 10 0/00.

Gayaforme.— Combinaison de gaïacol et d'aldéhyde

formique. — Contient 96 0/0 de gaïacol. — N'est absorbé que par l'intestin. — 2 à 3 gr. par jour. — Tuberculose. — Granulé ou cachets.

Gaz carbonique. — V. *Carbonique (Acide)*.

— hydrogène. — Gaz incolore. — Préconisé contre la coqueluche.

— oxygène. — Gaz incolore, inodore, liquéfiable. — Asphyxies, mal de mer, anémie, vomissements, diabète, phtisie, asthme, chlorose. — En inhalations.

Gélante. — Mélange de gomme adragante et de gélatine. — Vernis appliqué en dermatologie. — On peut y incorporer des médicaments.

Gélatine pure (*Grénétine*).— Base de gelées médicinales, du sérum gélatinisé contre l'anévrisme de l'aorte.

— (*Colle de Flandre*). — Bains fortifiants. — 500 gr. à un kilog. par bain.

— (*Colle de poisson, Ichtyocolle*). — Base de gelées, cosmétiques, taffetas anglais.

Gelée antidiarrhéique. — Gélatine pure, stérilisée à l'autoclave, servant à préparer une gelée à 10 0/0 de gélatine. — Diarrhée infantile. — A chaque tétée 1, 2 ou 3 gr. de gélatine en gelée au 1/10.

Gélosine.— Principe mucilagineux extrait de l'algue du Japon.

Gelsemine. — Alcaloïde du Gelsemium. — Poudre blanche. — Soluble. — Antinévralgique. — 1/2 à 2 millig. — *Très actif, dangereux*.

Gelsemium sempervirens. — Plante d'Amérique. — Écorce de racine. — Fébrifuge, antinévralgique. —Poudre 0,05 à 0,15 ctg.— Teinture X à L gouttes. — A surveiller, très actif.

Genepi. — Plante d'Europe. — Plante. — Vulnéraire, tonique. — Infusé 10 0/00.

Genêt à balais (*Genista Scoparia*). — Plante d'Europe. — Fleurs. — Diurétique. — Albuminurie, affections cardiaques. — Tisane 30 0/00. — Sirop, vin. — Contient la spartéine.

— **d'Espagne** (*Genista juncea*). — Sert quelquefois à falsifier le Genêt à balais. — Toxique.

Genévrier (*Juniperus communis*). — Plante d'Europe. — Bois, sudorifique. — Feuilles, purgatives. — Baies, diurétiques.

Gentiane (*Gentiana lutea*). — Plante d'Europe. — Racine. — Tonique, amer. — Extrait 0,20 à 2 gr. — Infusé 5 0/00. — Poudre 0,50 à 5 gr. — Teinture 2 à 50 gr.

Gentianin. — Principe actif de la gentiane (principe colorant).

Géosote (*Valérianate de gaïacol*). — Cristallisé. — Presque insoluble. — Antituberculeux. — 0,20 à 4 gr. — Capsules.

Germandrée (*Teucrium chamædrys, Petit chêne*). — Sommités. — Excitant, amer, tonique. — Infusé 20 0/00. — Extrait 2 à 4 gr.

Gingembre (*Zingiber officinalis*). — Plante des Indes. — Rhizôme. — Stimulant, stomachique. — Poudre 1 à 2 gr. — Teinture 2 à 10 gr.

Girofle (*Caryophyllus aromaticus*). — Plante des Antilles. — Fleur non développée. — Excitant, stomachique, tonique. — Essence I à X gouttes. — Teinture 2 à 10 gr. — Infusé 5 0/00.

Glande pituitaire. — V. *Hypophyse cérébrale*.

Globone. — Produit alimentaire. — Insoluble.

Globularia alypum. — Plante d'Europe.—Feuilles.
— Purgatif, vomitif. — Décoction 25 à 50 0/00.

Globularine. — Principe actif du *Globularia*.

Glutol. — Poudre blanche antiseptique, résultant de
l'action du formol sur la gélatine. — Pansement des
plaies.

Glycérine. — Liquide incolore. — Doit titrer 30°.
—Non acide. — Soluble. — Dysenterie, glycosurie,
acné.— Usages externes nombreux. — Interne : en
boisson, de 50 à 60 gr.; en lavement de 20 à 60 gr.

Glycéroarséniate de chaux.— Poudre blanche. —
Insoluble. — Tuberculose.— 0,01 ctg. par jour par
la bouche.

— **ferrique.** — V. *Marsitriol.*

Glycérophosphate de chaux (*Phosphoglycérate*).
— Poudre blanche. — Soluble 1/15. — Dépression
nerveuse, chlorose, albuminurie, phosphaturie,
ataxie. — 0,50 à 1 gr. — Solution, cachets, granulés. — Injections hypodermiques, 0,05 à 0,10 ctg.

— **de fer.** — Poudre verte. — Soluble 1/10. — Reconstituant.— Chlorose, 0,15 à 0,50 ctg. — Cachets.

— **de lithine.** —Poudre blanche. — Soluble.— Sert
dans les cas où l'on désire associer la lithine au glycérophosphate — 0,50 à 1 gr. 50.

— **de magnésie.** — Cristaux blancs. — Peu soluble.
— Comme le glycérophosphate de chaux.

— **de potasse.** — Cristallisé blanc. — Soluble. —
Même action que le glycérophosphate de chaux.

— **de quinine** (*Kineurine*). — Cristaux blancs. —

Soluble 1/353. — Tonique nerveux. — Grippe, malaria. — De 0,10 à 0,50 et 0,75 ctg. — Cachets, pilules.

Glycérophosphate de soude. — Liquide à 50 0/0. — Cristallisé pur 95 0/0. — Soluble. — Propriétés du glycérophosphate de chaux.

Glycirrhizine (*Glyzine*). — Extrait du réglisse. — Cristallisé brun. — Soluble. — Sert à masquer la saveur désagréable des médicaments.

Glycochloral. — V. *Chloralose*.

Glycogalline. — Produit retiré de la rhubarbe de Chine.

Glycogène (*Amidon animal*). — Est retiré du foie. — Poudre blanche. — Soluble. — Diabète, maladies fébriles, grippe, tuberculose, cachexie, laryngites, rougeole, scarlatine. — 0,50 à 1 gr. 50 par 24 heures. — En solution. — Cachets. — Injections hypoderm. de 0,02 à 0,05 ctg. d'une solution à 2 0/0.

Glycolate de menthyle. — Sans saveur. — Non excitant, possède les propriétés thérapeutiques du menthol. — Nausées, vomissements.

Glycosal (*Ether salicylé de la glycérine*). — Poudre blanche. — Soluble 1 0/0 ; très soluble à chaud. — Médication salicylée par voie cutanée. — Cachets 0,50 ctg. — 2 à 3 fois par jour. — En badigeonnages avec une solution alcoolique à 20 0/0.

Glycosolvol. — Possède la propriété de transformer en produits de séparation assimilable les hydrates de carbone. — Diabète.

Glyzine. — V. *Glycirrhizine*.

Gnoscopine. — Produit retiré des eaux-mères provenant de la préparation de la narcéine.

Goa (Poudre de) (*Chrysarobine*, *Ararobine*). — Poudre jaune. — Insoluble. — Antiseptique. — Pommade, 1/10. — Purgatif 0,05 à 0,10 centigr.

Gomme ammoniaque. — Gomme résine. — Peu soluble. — Tonique, antispasmodique, expectorant. — 0,50 à 2 gr.

— **arabique** (*Acacia vera*). — Soluble. — Pectoral, adoucissant. — Eau de gomme, 20 0/00. — Base des pâtes pectorales.

— **gutte** (*Garcinia Hamburgi*). — Plante de Chine. — Jaune vert. — Drastique, purgatif. — De 0,05 à 0,25 ctg. par jour.

Gonorol. — Produit antiblennorrhagique.

Gossypium herbaceum (*Cotonnier*). — Plante d'Asie. — Racine. — Provoque des contractions utérines, hémostatique. — Aménorrhée. — Maximum XXX gouttes d'extrait fluide.

Goudron de houille. — V. *Coaltar*.

— **végétal** (*Goudron de Norwège*). — Extrait du *Pinus maritima*. — Cède des principes à l'eau. — Diaphorétique, stimulant, diurétique. — 0,25 à 0,50 ctg. — Cachets, pilules. — Eau de goudron 5 0/00. — Sirop 10/2000.

Gratiole (*Herbe du pauvre homme*). — Plante d'Europe. — Plante. — Purgatif, antigoutteux. — Poudre 0,50 à 1 gr.

Grenadier (*Punica granatum*). — Plante d'Europe et d'Afrique. — Ecorce de racine, écorce de fruit. — Astringent, vermifuge, tænifuge. — Extrait alcoolique 10 à 20 gr. — Ecorce fraîche de racine, 50 gr.

Grénétine. — V. *Gélatine pure*.

Grindelia robusta. — Plante d'Amérique. — Plante entière. — Expectorant, antiasthmatique. — Coqueluche, asthme. — Teinture X à XXX gouttes. — Extrait fluide 0,60 centig. à 2 gr. toutes les heures.

Groseille. — Fruit du groseillier rouge. — Rafraîchissant. — Sirop.

Gruau (*Avoine mondée*). — Analeptique. — Aliment pour les enfants et les convalescents.

Guacine. — Substance résinoïde amère du *Guaco Eupatorium*.

Guaco Aristolochia. — Plante du Brésil. — Prurigo, eczéma prurigineux, prurit sénile. — Extrait de 0,20 à 0,60 ctg. — Externe, décoction 30 0/00.

— **eupatorium** (*Mikania guaco*). — Plante de l'Amérique. — Plante. — Fièvres intermittentes, rhumatismes, goutte. — Extrait fluide 1 à 3 gr. — Infusé 20 0/00.

Guaïamar. — Ether glycérique du gaïacol. — Poudre blanche. — Soluble 1/20. — Antiseptique. — De 0,20 à 1 gr. — 3 fois par jour.

Guaïaquinine. — Mélange de gaïacol et de quinine. — Poudre jaune. — Soluble. — Action du gaïacol et de la quinine. — 0,25 à 2 gr. par jour.

Guarana (*Paullinia sorbilis*). — Plante de l'Uruguay. — Semences. — Tonique, antidiarrhéique, antinévralgique. — Poudre de 0,20 à 2 gr. — Teinture 10 à 20 gr.

Guéthol (*Ether monéthylique de la pyrocatéchine*). — Dérivé du gaïacol. — Liquide huileux. — Insoluble. — Mêmes propriétés que le gaïacol. — Tuberculose. — 0,10 à 10,50 centigr. par jour.

Guimauve (*Althaea officinalis*).— Plante d'Europe.
— Racine, fleurs, feuilles. — Emollient, adoucissant,
béchique. — Infusé 20 0/00. — Externe : 30 0/00.

Gujasanol (*Chlorhydrate de diéthylglycocollegaïa-
col*). — Agit comme le gaïacol. — Désinfectant. —
Non toxique. — Diarrhées tuberculeuses.— 3 à 12 gr.
par jour.

Gurgun (Baume de). — Arbre des Indes.— Résine.
— Liquide brun foncé. — Insoluble. — Balsamique.
— Maladies de peau, gonorrhée.

Gutta Percha.— Gomme extraite de diverses guttas.
— Dans le psoriasis, en dissolution dans le chloroforme. — V. *Traumaticine*.

Guyacuru. — Plante du Brésil. — Plante. — Astringent. — Teinture au 1/10. — 1 à 8 gr.

Gynocardia odorata. — Arbre des Indes. — Semences, dont on retire l'huile de Chaulmoogra. V.
Huile de Chaulmoogra.

Gynocardique (Acide). — Retiré de l'huile de
Chaulmoogra. — Liquide jaune. — Antiscrofuleux.
— Lèpre. — 0,50 à 2,50 par jour. — Externe : en
applications.

Gyrgol (*Mercure gélatineux*). — Poudre noire. —
Soluble. — Syphilis. — Injections, douloureuses.—
Pilules de 0,05 ctg. 2 à 3 par jour.

H

Hæmatinogène. — Sang traité par l'acide chlorhydrique. — Poudre rouge. — Anémie.

Hæmogallol. — V. *Hémogallol*.

Hamameline. — Principe actif de l'*Hamamelis.* — — Mêmes usages.— De 0,05 à 0,15 ctg.

Hamamelis Virginica. — Arbre d'Amérique. — Écorce et feuilles fraîches. — Antihémorrhoïdal, hémostatique (incertain). — Varices. — Extrait fluide de 4 à 5 gr. — Teinture de 3 à 6 gr. — Extrait sec de 0,05 à 0,15 ctg.

Haschich. — Extrait gras obtenu avec des feuilles fraîches de chanvre indien et du beurre. — Vert. — Insoluble. — Excitant. — 2 gr. à 4 gr. — V. *Cannabis.*

Haschinine. — Principe actif du haschich. — Excitant, 0,05 à 0,10 ctg. — Teinture 1/10 de X à XXX gouttes.

Hédérine. — Résine du lierre commun.

Hédonal (*Méthylpropylcarbinoluréthane*).— Poudre cristallisée blanche.— Soluble 1/120. — Hypnotique de 1,50 à 2 gr. — Cachets.

Hedyosmum nutans. — Plante. — Feuilles.— Antinévralgique. — Externe : feuilles en applications.

Hedysarum gangeticum.— Racine. — Antidysentérique. — Poudre 5 à 10 gr. en décoction.

Hélénine. — Camphre d'aunée. — Soluble.— Bronchites, rhumes. — 0,10 à 0,50 ctg.

Hélium. — Métal radio-actif.

Helmitol (*Anhydrométhylène, Citrate d'hexaméthylène tétramine, Méthylène, Citrate d'urotropine*). — Poudre blanche cristalline. — Soluble 7 0/0. — Cystites urinaires. — Antiseptique. — Cachets de 0,25 à 0,50 ctg., 2 à 4 par jour.— Lavages, solution à 2 0/0.

Hémalbumine (*Hémostatine*). — Combinaison d'albumine et de sang.

Hemidesmus indicus (*Nannari*). — Racine. — Diurétique, diaphorétique. — Infusé 10 0/00.

Hémogallol. — Produit obtenu en traitant du sang par de l'acide pyrogallique. — Poudre rouge. — Ferrugineux, tonique. — 0,25 à 0,75 ctg.

Hémoglobine. — Principe albuminoïde. — Cristaux constituant la matière rouge des globules rouges. — Soluble 1/10. — Comme les ferrugineux. — Tonique reconstituant. — 3 à 10 gr. — Vin, cachets, sirop, dragées, 2 à 10. — Granulé.

Hémol. — Hémoglobine retirée du sang par le zinc en poudre. — Poudre brune. — Antianémique. — 0,30 à 1,50. — Cachets.

Hémorragine de Flexner. — Substance contenue dans le venin de certaines colubridés (*Daboïa, Lachésis*) et causant des désordres locaux intenses. — Le sérum antivenimeux de Calmette est presque sans action. — Se servir du sérum d'animaux vaccinés avec du venin de Cobra et du venin de Daboïa.

Hémostatine. — V. *Hémalbumine*.

Henné (*Lawsonia inermis*). — Racine, fleurs, feuilles. — Astringent. — Ulcères, teinture de cheveux.

Hépatine. — Glande hépatique. — De préférence le foie de veau ou de porc nourris avec du lait. — Affections hépatiques compliquées d'albuminurie. — Inoffensif. — Représente 7 fois son poids frais. — De 3 à 40 gr. par jour.

Herbe du pauvre homme. — V. *Gratiole*.

Hermophényl (*Mercure phénoldisulfonate de so-*

dium. — Poudre blanche. — Très soluble.— Contient 40 0/0 Hg. — Antiseptique. — Savon à 1 0/0. — Gaze, coton. — Solution à 1 0/0. — Blépharites, solution 1/20.

Héroïne (*Diacétylmorphine*). — Poudre blanche. — Peu soluble.

— **(Chlorhydrate d')**. — Poudre blanche. — Très soluble. — Succédané de la morphine, moins dangereuse. — Potion, solution. — De 0,005 à 0,03 ctg. — 3 à 4 fois par jour.

Hétocrésol (*Ether métacrésolique de l'acide cinnamique*). — Poudre blanche. — Insoluble. — Tuberculose.

Hétol (*Cinnamate de soude*). — Tuberculose pulmonaire. — Injections intra-veineuses ou intra-musculaires de 1/2 millig. à 0,25 millig., tous les deux jours sans interruption.

Héxaméthylène tétramine. — V. *Urotropine.*

Héxanitrate de mannitol. — V. *Vaso-dilatateurs.*

Hièble (*Yèble*). — Les fruits sont diurétiques, soporifiques.

Histogénol. — Produit composé d'acide nucléinique et de méthylarsinate de soude.

Hoang-Nan. — Poussière rouge provenant de l'écorce du *Strychnos Gaultheriana.* — Maladies de peau, préconisé en Chine contre la lèpre. — 0,05 à 0,25 ctg.

Holocaïne (Chlorhydrate d'). — Combinaison de phénacétine et de paraphénétidine. — Poudre blanche. — Soluble. — Anesthésique remplaçant la cocaïne (1 0/0). — Ophtalmologie.

Homatropine. — Atropine et acide oxytoluique. — Cristallisé. — Peu soluble. — Dilate la pupille. — Peu employé. — Analogue à l'atropine, mais moins toxique.

Homocréosol. — Extrait de la créosote. — Liquide incolore. — Soluble 5 0/0. — En badigeonnages dans la tuberculose.

Honthin (*Tannate d'albumine kératinisé*). — Poudre brune. — Insoluble. — Astringent intestinal. — Enfants, de 0,50 à 4 gr. par jour.

Hopéine. — Prétendu alcaloïde, n'est qu'un mélange de morphine et d'essence de houblon.

Hopogan. — Mélange de 25 0/0 peroxyde de magnésium et 75 0/0 de magnésie. — Antiseptique gastro-intestinal. — 0,50 à 3 gr. par jour entre les repas.

Houblon (*Humulus lupulus*). — Fleurs. — Tonique amer, sédatif. — Extrait 0,30 ctg. à 2 gr. — Infusé 15 0/00.

Houx commun. — Feuilles. — Sudorifique, fébrifuge. — Décocté 30 à 60 0/00.

Huamanripa. — Plante des Cordillères. — Plante. — Sudorifique. — Maladies des voies respiratoires. — Infusé 25 0/00.

Huile bromée. — Huile de sésame ou de noix, contenant 10 à 30 0/0 de brôme. — A 40 0/0, le produit est instable. — Liquide jaune. — Insoluble dans l'alcool. — Injections, capsules, émulsions.

— **de Cade.** — Huile provenant de la distillation du bois de Genévrier. — Parasiticide, résolutif. — Pommade 5 0/0. — Intérieur : I à XX gouttes.

— **de cèdre de l'Atlas** (*Libanol*). — Huile provenant de la distillation du bois. — Balsamique. — Blennorrhagie.

Huile de Chaulmoogra (*Gynocardia odorata*). — L'huile est extraite des semences. — Lèpres, eczéma pustuleux, lupus. — Capsules de 0,20 ctg. — De 5 à 15 par jour. — Pommade, emplâtre P. E.

— grise. — Mercure à l'état de division dans un corps gras à 40 0/0. — Soit 0,45 ctg. par c. cube. — Syphilis. — Injections hypodermiques de 3 cc.

— iodée. — Huile de sésame ou de noix, contenant de 10 à 30 0/0 d'iode combiné. — Liquide jaune. — Injections, capsules, émulsions.

Hydrangea arborescens. — Racine. — Gravelle. — Décocté 15 0/00. — Extrait 2 à 5 gr..

Hydrargyroiodate d'hémol. — Contient 12 0/0 de Hg. — Syphilis compliquée d'anémie. — 5 à 15 milligr. par jour.

Hydrargyrol (*Paraphénylthionate de mercure*). — Écailles rouges. — Soluble. — Contient 53 0/0 de Hg. — Antiseptique. — N'attaque pas les métaux.

Hydrastine. — Cristallisé, incolore. — Insoluble. — Comme l'hydrastis. — 0,05 à 0,20 ctg. — Pilules, cachets.

Hydrastinine (Chlorhydrate d'). — Poudre blanche cristalline. — Soluble. — Très amère. — Hémostatique. — Comme l'hydrastis. — De 5 à 10 centig. — Injections hypod. — Granules.

Hydrastis canadensis. — Plante d'Amérique. — Racine. — Tonique, antipériodique. — Hémorragies utérines. — Teinture au 1/10 de X à XXX gouttes. — Extrait fluide, X à LX gouttes.

Hydrate d'alumine. — Solution d'alun précipitée par l'ammoniaque. — Pâte blanche. — Affections de la peau.

— d'amylène. — Liquide incolore. — Soluble 1/8. — Hypnotique, narcotique. — 1 à 5 capsules. — Potion.

— de chloral. — V. *Chloral.*

— de fer. — V. *Oxyde de fer hydraté.*

— de magnésie. — Antidote de l'acide arsénieux.— Préférable à la magnésie calcinée.

Hydrocotyle (*Hydrocotyle asiatica*). — Plante de l'Inde. — Plante. — Maladies de peau. — Poudre 0,50 à 1 gr. — Extrait 0,05 à 0,20 ctg. en pilules.

Hydroferrocyanate de quinine. — Poudre jaune, cristallisée. — Peu soluble. — Névralgies.

Hydrogalla. — Lait 125 à 250. — Eau 750 à 1000.

Hydrogène. — V. *Gaz hydrogène.*

Hydromel. — Miel blanc 100. — Eau 1000. — Laisser fermenter.

Hydronaphtol. — Cristallisé en écailles. — Peu soluble. — Antiseptique. — Solution 1 à 6 0/00. — Teigne tonsurante.

Hydroquinon. — Cristallisé, incolore. — Soluble.— Antithermique. — De 0,40 à 0,50 centig.— Cachets. — Potion aromatique.

Hymenodictyon excelsum. — Plante des Indes. — Ecorce. — Astringent, amer, tonique.

Hyosciamine. — Alcaloïde de la jusquiame.— Amorphe et cristallisée. — Soluble. — Mydriatique, narcotique. — Hyosciamine liquide de 2 à 5 milligr. — Hyosciamine cristallisée 1/2 à 1 milligr. et 2 milligr. avec précautions.

Hyoscine (ou *Scopolamine*).— Isomère de l'atropine et de l'hyosciamine.— Bromhydrate ou chlorhydrate — Mydriatique et hypnotique. — Collyre 1/100 comme l'atropine. — Interne : 0,005 à 2 milligr.

Hypnal (*Chloral antipyrine*). — Cristaux blancs. — Sans goût. — Soluble 1/15. — Hypnotique. — 1 gr. à 1,50. — Cachets, potion.

Hypnone (*Acétophénone*). —. Liquide incolore. — Insoluble.—Hypnotique.—IV à XVI gouttes dans une infusion. — Capsules.

Hypnopyrine. — *Dérivé chloré de la quinine*. — Cristaux blancs, amers. — Antithermique, analgésique. — 0,25 à 2 gr. par jour. — Cachets.

Hypochlorite de chaux (*Chlorure de chaux, sec ou liquide*). — Désinfectant.

— **de soude** (*Chlorure de soude liquide, liqueur de Labarraque*). — Désinfectant. — Interne : 1 à 2 gr. — Externe : injections, lotions.

Hypophosphite de chaux. — Sel blanc. — Soluble 1/6. — Antirachitique, fortifiant. — De 0,10 à 0,50 ctg. — Cachets, sirop.

— **de fer**. — Paillettes vertes. — Très soluble. — Chlorose.—0,25 à 0,50 ctg. —Sirop.—Solutions instables.

— **de quinine**. — Aiguilles blanches. — Soluble. — Contient 83 0/0 de quinine. — Fièvres intermittentes 0,25 à 0,50 ctg.

— **de soude**. — Cristaux blancs. — Soluble 1/2. — Antiphtisique.— Sirop, 0,20 ctg. par cuill. — Solution à 8 0/0, de 10 à 15 gr. par jour.

— **de strychnine**. — Cristallisé blanc. — Soluble.— Comme le sulfate de strychnine.

Hypophyse cérébrale ou *Corps pituitaire*. — *Retiré de la glande pituitaire du veau ou de porc*. — Poudre desséchée de la glande de veau, représente 7 fois son poids frais. — Céphalalgie, acromégalie. — Pastilles, cachets de 0,10 ctg. 3 fois par jour.

Hyposulfite de soude. — Cristaux blancs. — Soluble. — Désinfectant. — Affections de la peau. — Interne : 1 à 5 gr. — Externe : solution à 5 0/0.

Hysope (*Hyssopus officinalis*). — Plante d'Europe. — Sommités. — Stimulant, béchique, expectorant. — Infusé 20 0/00.

Hysterionica baylahuen. — Plante du Chili. — Dysenterie, diarrhée des phtisiques. — Infusé 10 0/00.

I

Iatrol (*Oxyiodométhylanilide*). — Succédané de l'iodoforme. — Inodore. — Antiseptique.

Ibit (*Oxyiodotannate de bismuth*). — Poudre gris vert. — Se décompose dans l'eau. — Bactéricide, antiseptique.

Ibogaïne. — Alcaloïde de l'Ibogha.

Ibogha. — Arbre du Gabon. — L'infusion à haute dose donne une folie épileptique. — A doses plus faibles, il sert à combattre avec succès la maladie du sommeil, appelée aussi *Nona*. — A doses plus faibles encore, il est aphrodisiaque.

Ichtalbine. — Mélange d'ichtyol et d'albumine. — Poudre brune. — Antiseptique intestinal; ne se décompose que dans l'intestin. — Cachet 0,50 ctg. — 2 à 6 par jour.

Ichtargan. — Combinaison de l'acide ichtyosulfonique avec l'argent. — Poudre brune. — Soluble. — Contient 30 0/0 d'argent. — Injections, lavages, 0,02 à 0,20 ctg. 0/0.

Ichtoforme. — Résulte de l'action de la formaldéhyde sur les produits de sulfonisation des hydrocarbures sulfurés. — Antiseptique intestinal. — 1 à 6 gr. par jour.

Ichtyocolle. — V. *Gélatine.*

Ichtyodine. — V. *Isarol.*

Ichtyol. — Produit de distillation de roches bitumeuses du Tyrol. — Liquide brun noir. — Sels solubles.—Métrites, ovarites, maladies de la peau, psoriasis, blennorrhagie. — Solution 1 0/0. — Pommades, pilules, capsules, de 0,30 à 1 gr. 50 par jour.

Ichtyolodine (*Ichtyolsulfonate de piperazine*). — — Poudre brun noir. — Insoluble. — Goutte.— Cachets de 0,25 ctg.

Ichtyosol. — Vasogène à l'icthyol à 10 0/0.

Igazol. — Poudre blanche. — Composée de trioxyméthylène avec substances iodées.— Tuberculose.— Vapeurs que l'on respire. — 2 gr. par 80 à 100 mètres cubes.

Ilicine. — Alcaloïde du houx. — Inusité.

Inéine. — Glucoside retiré de l'aigrette de la semence du *Strophantus.* — Action sur le cœur.

Inga (*Mimosa cochleocarpa*). — Écorce. — Tonique, astringent. — Extrait 0,50 à 2 gr. — Décocté, 20 à 50 0/00.

Inglavine. — Matière extraite du gésier des oiseaux. — Analogue à la pepsine. — 0,50 à 1 gr.

Inuline. — Principe actif de l'aunée. — V. *Hélénine*.

Iodacétone. — Solution d'iode à 4/10 dans l'acétone. — Traitement abortif des furoncles.

Iodalbacide. — Combinaison albuminoïde iodée. — Poudre brune. — Insoluble. — 0,50 à 3 gr. — Succédané des iodures.

Iodamylum. — Iodure d'amidon. — Poudre bleu foncé. — Insoluble. — Antiseptique. — Pansement des plaies.

Iodate de potasse. — Blanc cristallisé. — Peu soluble. — Affections pseudo-membraneuses.

— de sodium. — Comme l'iodate de potasse.

Iode (métalloïde). — Retiré des cendres de varech. — Paillettes noires brillantes. — Soluble 1/700. — Fondant, résolutif. — Teinture au 1/12. — Sirop raifort iodé, 0,02 par cuill., sirop iodotannique, 0,05 par cuill.

Iodéthylformine. — Aiguilles. — Très soluble. — Pourrait remplacer l'iodure sans produire d'iodisme.

Iodhydrargyrate d'iodure de potassium. — Antisyphilitique. — 0,025 à 0,15 ctg. — Pilules, sirop.

Iodhydrique (Acide). — Peu employé.

Iodipine. — Combinaison d'iode et d'huile de sésame. — Liquide brun clair. — Insoluble. — Syphilis, bronchites. — Capsules d'iodipine à 10 0/0. — Injections de 20 cc 3.

Iodique (Acide). — Cristallisé — Très soluble. — Antigoitreux. — Solution au 1/5. — 1 à 2 gr. par jour.

Iodocacodylate de mercure. — V. *Cacodylate*.

Iodocaséine (*Caséoiodine*). — Poudre blanche. — Contient 7 0/0 d'iode. — Insoluble. — Propriétés de l'iodothyrine.

Iodocrésine. — V. *Traumatol.*

Iodoforme. — Cristallisé jaune. — Odeur forte. — Insoluble. — Anesthésique, cicatrisant, désinfectant. — Poudre, coton, gaze.

— vasogène. — Solution d'iodoforme dans du vasogène (hydrate de carbone imprégné d'oxygène). — Pansements.

Iodoformine. — Combinaison de la formine avec l'iode. — Poudre rouge. — Insoluble. — Succédané de l'iodoforme.

Iodoformogène. — Composé d'albumine et d'iodoforme. — Poudre jaune clair. — Sans odeur. — Insoluble. — Antiseptique.

Iodoformoline. — V. *Iodoformine.*

Iodoformosol. — Vasogène iodoformé à 3 0/0.

Iodogallate de bismuth. — V. *Airol.*

Iodogallicine. — Combinaison d'oxyiodure de bismuth et de gallicine. — Poudre gris foncé. — Insoluble. — Contient 23 0/0 d'iode, 34 0/0 de bismuth. — Antiseptique.

Iodol (*Tetra-iodo-pyrrol*). — Poudre brune. — Contient 80 0/0 d'iode. — Insoluble; soluble dans l'alcool, l'huile. — Succédané de l'iodoforme. — Antiseptique.

Iodolène. — Composé d'iodol et d'albumine. — Poudre jaune inodore. — Insoluble. — Antiseptique. — Remplace l'iodoforme.

Iodoline. — Préparation d'iode. — Poudre jaune. — Insoluble. — Succédané des iodures et iodoforme (?).

Iodophène (*Iodophénate de bismuth et d'alumine*). — Poudre rouge. — Insoluble. — Chancre mou.

Iodophénine (*Phénacétine iodée*).— Poudre rouge.—
Contient 51 0/0 d'iode.— Insoluble. —Antiseptique.
— Plaies de mauvaise nature. — Ne pas l'appliquer
directement.

Iodopyrine. — Combinaison d'iode et d'antipyrine.—
Poudre.— Antirhumatisant, antinévralgique. — Coryza. — 1 à 5 gr. par jour. — Cachets, paquets.

Iodosol. — Vasogène iodé à 6 0/0.

Iodosulfate de cinchonine. — V. *Antiseptol.*

Iodothymol. — V. *Aristol.*

Iodothyrine. — V. *Thyroïdine* (nom synonyme).

Iodovasol. — Action du chlorure d'iode sur l'acide
oléique et mélangé à la vaseline. — Liquide brun,
s'émultionnant dans l'eau.

Iodure d'amidon soluble. — Poudre bleue. — Antiscrofuleux. — 0,50 à 2 gr.

— **d'amidon insoluble.** — Poudre bleue. — Antiscrofuleux. — 1 à 5 gr.

— **d'ammonium.** — Blanc cristallisé.— Très soluble.
— Antiscrofuleux. — Syphilis, affections cutanées.
— 0,10 à 2 gr. — Peu stable.

— **d'amyle.** — Liquide incolore. — En inhalations
dans la dyspnée cardiaque.

— **d'argent.** — Poudre blanc-jaune. — Insoluble.

— **d'arsenic.** — Cristaux rouges. — Soluble. — Dartres tuberculeuses.— 5 à 6 millig.—[Externe : 005/4
d'axonge. — Base de la liqueur de Donovan; iodure
d'arsenic, bi-iodure de Hg., iodure de K.

— **de baryum.** — Blanc cristallisé— Soluble. — Antiscrofuleux, 0,05 à 0,10 ctg. — Toxique à hautes
doses.

G.

Iodure de bismuth et cinchonidine. — V. *Erythrol*.

— de cadmium. — Ecailles blanches. — Soluble. — Vomitif, résolutif. — 0,15 à 0,30 ctg. — Potion, sirop. — Pommade 1/10.

— de caféine. — Cristallisé blanc. — Soluble. — Serait un mélange. — Diurétique.

— de calcium. — Ecailles blanches. — Très soluble. — Antiscrofuleux, antiphtisique. — 0,50 à 1 gr.

— de codéine (Bi-). — Cristaux blancs.— Soluble.— Emphysème pulmonaire, bronchites, asthme.— Sirop à 0,04 ctg. par cuillerée. — Pilules de 0,01 à 0,02 ctg. — Injections, 0,01 ctg. par cc^3.

— d'éthyle. — V. *Ether iodhydrique*.

— de fer. — Cristaux verts. — Très soluble. — Tonique, antiscrofuleux, fondant. — 0,10 à 1 gr. — Sirop du Codex, 0,10 par cuill. à soupe.

— de fer et de quinine. — Poudre.— Soluble.— Fébrifuge, antichlorotique. — 0,10 à 0,50 ctg. par jour.

— d'isobutylorthocrésil. — V. *Europhène*.

— de lithine. — Cristallisé. — Très soluble. — Succédané de l'iodure de potassium. — 1 à 2 gr. — Pilules, sirop.

— de manganèse. — Succédané de l'iodure de fer.

— de mercure (proto-) (*Iodure mercureux*). — Poudre verte. — Insoluble. — Antisyphilitique. — Interne : 0,01 à 0,10 ctg. en pilules. — Externe : de 0,50 à 1,20, en pommade.

— de mercure (*Bi-iodure mercurique*). — Iodure rouge. — Peu soluble, 0,04/1000 ; soluble dans un excès d'iodure. — Antisyphilitique de 0,005 à 0,025 milligr. — Sirop de Gibert par cuill.0,01 de bi-iodure et 0,50 d'iodure de potassium.

Iodure de méthyle. — Liquide incolore. — Réfringent, vésicant. — Une couche sur la peau ; recouvrir de taffetas ; douloureux. — N'a pas d'action sur l'appareil génito-urinaire.

— **de plomb.** — Paillettes jaunes brillantes. — Soluble 1/1,300. — Antiscrofuleux ; fondant. — Interne : inusité. — Externe : pommade 1/10.

—**de potassium.** — Cristaux blancs. — Soluble. — Fondant, résolutif, antiasthmatique, de 0,50 à 10 gr.— Solution, sirop.— Externe : pommade 4/30.

— **de rubidium.** — Cristaux blancs. — Très soluble. —Mieux toléré que l'iodure de potassium. — Mêmes usages, mêmes doses.

— **de sodium.** — Cristaux blancs.— Très soluble. — Comme l'iodure de potassium et contre l'angine de poitrine.

— **de soufre.** — Brun. — Insoluble. — Antidartreux. — Morve farcineuse, 0,10 à 0,20 ctg. — Externe : pommade 1/20.

— **de strontium.** — Cristaux blancs. — Très soluble. — Antigastralgique. — Mêmes usages que l'iodure de potassium. — Doit être exempt de baryte.

— **de zinc.** — Comme l'iodure de potassium. — Peu usité.

Iodyloforme. — Combinaison d'iode avec une substance gélatineuse 10 0/0 Iode. — Poudre jaune. — Insoluble. — Antiseptique, désinfectant.

Ipécacuanha (*Ipéca*). — Plante d'Amérique. — Racine. — Vomitif, expectorant. — Extrait alcoolique

0,10 à 0,30 ctg. — Extrait aqueux 0,25 à 0,75 ctg. — Infusé, 2 0/0. — Poudre de 0,50 à 1,50 (vomitif) de 0,03 à 0,30 ctg. (tonique). — Sirop 20 à 50 gr. (20 gr. contiennent 0,20 ctg. d'extrait). — Teinture au 1/5 de 5 à 10 gr.

1 gr. d'ipéca équivaut à

Poudre....................	0 gr. 90
Extrait aqueux..............	0 gr. 33
Extrait alcoolique...........	0 gr. 11
Emétine brune..............	0 gr. 10
Teinture...................	5 gr. 22
Saccharolé.................	32 gr.
Sirop.....................	36 gr.
Vin......................	32 gr.

Iridine. — Résinoïde extraite de la racine d'Iris versicolore, *Glaïeul bleu*, qui n'est pas l'iris de Florence. — Poudre brune. — Insoluble. — Cholagogue, émétique, diurétique. — Pilules à 0,05 ctg. — 4 pilules le soir.

Iris de Florence. — Rhizôme. — Frais, il est émétique. — Sert à fabriquer des pois à cautère.

Irisine. — Voir *Iridine*.

Isarol (*Ichtyodine*). — Dérivé de l'ichthyol. — Mêmes propriétés. — Liquide brun rouge. — Soluble. —, Contient 9 0/0 de soufre. — Maladies de peau.

Isococaïne (*Benzoate d'isoéthylecgonine*). — Anesthésique, très irritant.

Isopral (*Alcool trichloro-isopropylique*). — Cristallisé. — Soluble, 3.39 0/0. — Hypnotique analogue au chloral, mais 2 fois plus intense. — Moins toxique.

Itrol (*Citrate d'argent*). — Poudre blanche inodore.

— Presque insoluble. — Antiblennorrhagique, antiseptique. — Poudre, pommade, 1 à 5 0/0. — Solution 1/4000.

J

Jaborandi (*Pilocarpus pcennaiifolius*). — Plante d'Amérique. — Feuilles et tiges. — Sudorifique, sialagogue. — Extrait alcoolique de 0,25 à 0,75 ctg. — Extrait fluide de 0,50 à 5 gr. — Infusé 2 à 4 gr.

Jacobée. — V. *Senecio Jacobœa*.

Jalap officinal (*Exogonium Jalap*). — Plante du Mexique. — Racine. — Purgatif drastique. — Poudre 1 à 4 gr. — Teinture 5 à 20 gr. — Eau-de-vie allemande 8 0/0.

— (**Résine de**).— Poudre blanche. — Mêmes usages. — 0,20 à 0,60 ctg.

Jamaïca Dogwood. — V. *Piscidia Erythrina*.

Jambol (ou *Jambul*).— V. *Syzygium jambolanum*.

Jambozine.— Substance cristallisée retirée du *Syzygium jambolanum*.

Jasmin d'Afrique. — V. *Gaïac*.

Jatropha gossypifolia (*Tua-tua*). — Plante des Indes.— Feuilles, fébrifuges.— Racine, contre l'hydropisie. — Infusé 20 0/00.

Jequiritine. — V. *Abrine*.

Jequiritol. — Solution d'abrine dans la glycérine. — Affections oculaires.

Jequirity (*Abrus precatorius*). — Plante de la Jamaïque.— Graines. — Macération 10 0/0. — Conjonctivite granuleuse.

Juglandia. — Extrait retiré de la résine du *Juglans cinerea*. — Insoluble. — Cholagogue. — 0,15 à 0,30 ctg.

Jujubes. — Fruit du jujubier. — Plante d'Afrique-Asie. — Béchique, adoucissant. — Décocté 50 à 100 0/00.

Jusée. — Résidu liquide des tanneries. — Antiphtisique. — Extrait de 0,20 à 1 gr.

Jusquiame (*Hyoscyamus niger*). — Plante d'Europe. — Plante. — Narcotique comme la belladone. — Alcoolature 1 à 4 gr. — Extrait aqueux de 0,05 à 0,20 ctg. — Poudre de 0,10 à 0,50 ctg. — Teinture 1 à 4 gr.

K

Kairine (*Chlorhydrate d'oxyhydrométhylquinoléine*). — Très soluble. — Antithermique. — 0,50 à 2 gr. — *Médicament dangereux.*

Kaladana. — Grains du *Pharbitis nil.* — Résine. — Cathartique. — Extrait alcoolique 0,30 à 0,40 ctg. — Teinture 3 à 5 gr.

Kalagua. — Plante de l'Amérique. — Tonique, phagocytogène. — Tuberculose. — Extrait 0,05 à 0,25 ctg. — Pilules.

Kamala (*Echinus philippinensis*). — Plante des Indes. — Poudre contenue dans les vésicules qui recouvrent le fruit. — Tœnifuge. — Poudre 6 à 12 gr. — Teinture au 1/5 de 4 à 8 gr.

Kaori (Résine de). — Extraite du *Dammara australis.* — Affections cutanées, catarrhe vésical.

Kapok (Bourre de). — Retirée du Fromager, arbre des Indes. — Le kapok est formé par la bourre qui entoure le fruit. — Filaments blanc roux, très légers, servant aux pansements. — L'huile retirée du fruit est analogue à l'huile de coton.

Kariyaz. — V. *Andrographis.*

Kat. — Arbuste d'Afrique. — Feuilles. — Anaphrodisiaque. — Augmente la résistance à la fatigue. — — Infusé 15 0/00.

Katine. — Principe actif du kat.

Kawa-Kawa. — Liqueur obtenue avec la racine du *Piper methysticum.* — Plante des Antilles. — Racine. — Antigonorrhéique. — Extrait alcoolique 1 à 2 gr.— Pilules, capsules.

Képhir (ou *Kéfir*). — Lait de vache fermenté avec les grains de képhir (champignon). — 1 à 4 verres par jour.

Kératine. — Résidu de la digestion artificielle de la corne. — Soluble dans les alcalins. — Sert à enrober les médicaments qui ne doivent agir que sur l'intestin.

Kermès minéral (*Oxysulfure d'antimoine*). — Poudre rouge. — Insoluble. — Stimulant, émétique, diaphorétique, expectorant 0,10 à 0,20 ctg., contro-stimulant 1 à 2 gr.

Kineurine. — V. *Glycérophosphate de quinine.*

Kino. — Suc analogue au cachou. — Extrait de végétaux. — Astringent, tonique. — Poudre 0,50 à 6 gr. — Teinture 2 à 20 gr.

Kola (*Sterculia acuminata*). — Arbre d'Afrique. — Noix de Kola. — Aliment d'épargne, tonique puissant. — Poudre 0,50 à 2 gr. — Extrait mou 0,20 à 0,60 ctg. — Extrait fluide, XX à L gouttes. — Teinture au 1/5 10 gr. — Vin 25 à 50 gr. — Elixir de noix fraîche, 10 à 30 gr.

Kolanine. — Glucoside de la noix de kola.

Kombé. — Poison des flèches des naturels africains. — Préparé avec le strophantus.

Ko-Sam. — V. *Brucea sumatrana.*

Kosamine. — Glucoside du *Brucea sumatrana.* — Inusité.

Koumys. — Lait de jument fermenté. — Liquide mousseux. — Tonique. — 2 à 4 verres par jour.

Koussëïne (*Koussine*). — Principe actif du Kousso. — Tænifuge. — 0,40 à 0,60 centig.

Kousso (*Cousso*). — Plante d'Afrique. — Fleurs. — Tænifuge. — 15 à 20 gr. de poudre de fleurs en infusé et prendre le tout.

Kyl. — Substance minérale, qui se trouve sur les bords de la Mer Noire. — Sert au lavage sous le nom de *Savon de mer.*

L

Lactanine (*Bi-lacto-mono-tannate de bismuth*). — Poudre jaune, inodore. — Insoluble. — Diarrhées. 1 à 3 gr.

Lactate d'argent. — V. *Actol.*

— de chaux. — V. *Lactol.*

— de fer. — Poudre verte. — Soluble 1/50. — Comme les préparations ferrugineuses. — 0,10 à 1 gr. par jour.

Lactate de magnésie. — Cristaux blancs. — Très soluble. — Antidyspeptique. — 0,10 à 0,50 ctg. — Tablettes, sirop.

— **de manganèse**, *rosé*.— Cristallisé. — Peu soluble. — Chlorose. — 0,05 à 0,25 ctg. — Pilules, pastilles, cachets.

— **de mercure** (*mercureux*). — Insoluble.

— — (*mercurique*). — Soluble 1/3. Les solutions sont altérées par la chaleur. — Les préparer à froid.

— **de quinine.**— Aiguilles blanches. — Cristallisé. — Soluble 1/4. — Fièvres intermittentes. — De 0,25 à 1,50.

— **de soude.** — Cristaux blancs. — Déliquescent, antidyspeptique.— 0,10 à 0,75 ctg. — Cachets, potion, sirop.

— **de strontium.** — Blanc cristallisé. — Soluble. — Maladies d'estomac. — De 0,25 à 2 gr.

— **de zinc.** — Poudre blanche. — Soluble 1/58. — Antiépileptique, antihystérique. — 0,10 à 2 gr. — — Pilules.

Lactique (Acide). — Liquide incolore. — Soluble.— Tempérant. — Ulcérations du cancer, phtisie laryngée, diarrhées infantiles. — 1 à 10 gr. par jour.

Lactol (*Lactonaphtol, lactate de phénol*). — Poudre blanche. — Insoluble. — Antiseptique intestinal. — 0,50 à 2 gr.

Lacto-mono-tannate de bismuth. — V. *Lactanine.*

Lactonaphtol. — V. *Lactol.*

Lactophénine. — Poudre blanche. — Insipide. — Soluble 1/330. — Antipyrétique, hypnotique. —

Pneumonie, rhumatisme, fièvre typhoïde, influenza, névralgies. — 0,50 ctg. 5 à 6 fois par jour.

Lactophosphate de chaux. — Solution lactique de phosphate de chaux. — Sec ou pâteux. — Antirachitique, fortifiant. — 0,50 à 5 gr.

Lactose (*Sucre de lait*). — Poudre blanche. — Soluble. — Diurétique, actif et non dangereux. — 100 gr. par 24 heures.

Lacto-sérum (*Sérum Blondel, sérum de lait de vache stérilisé*). — Abaisse la pression sanguine; la température. — Injections de 10 cc³ 1 ou 2 fois par jour.

Lactucarium. — Suc épaissi de la *Laitue*. — Masse brune. — Soluble. — Hypnotique, calmant. — De 0,10 à 0,50 ctg.

Lactylphénédine. — V. *Lactophénine*.

Laitue (*Lactuca sativa*). — Feuilles. — Emollient, sédatif. — Extrait (*Thridace*). — 0,20 à 2 gr.

Laminaire (*Laminaria digitata*). — Algue. — Sert à dilater les cavités.

Lanarégamine. — Alcaloïde de la *Naregamia*.

Lanoforme (*Lanoline formolée*). — La poudre est de la lanoline formolée avec talc, amidon, oxyde de zinc. — Excoriations des nouveau-nés. .

Lanoline. — Corps gras extrait du suint de la laine de mouton. — Anhydre, il absorbe 50 0/0 d'eau. — Excipient pour pommades.

Lantana brasiliensis. — Plante d'Amérique. — Plante. — Très amère. — Affections de l'estomac.— Teinture 1/5.

Lantanine. — Alcaloïde du *Lantana*. — Abaisse la température. — Antifiévreux. — 1 à 2 gr. par 24 heures.

Largine. — Combinaison d'argent et d'albumine. — Soluble. — Contient 11 0/0 Ag. — Gonorrhée, blennorrhagie. — Solution 0,50 à 1,50 0/0 en injections.

Laudanum de Rousseau. — Vin d'opium fermenté. — Moitié plus actif que le laudanum de Sydenham. — 4 gr. représentent 1 gr. d'opium brut ou 0,50 ctg. d'extrait. — N'a pas l'odeur safranée du Sydenham.

— de Sydenham. — Vin d'opium. — Liquide vineux aromatique. — 4 gr. représentent 0,50 ctg. d'opium brut ou 0,25 ctg. d'extrait. — Intérieur, de V à XX gouttes. — Externe : liniments, cataplasmes.

Laurier Cerise (*Cerasus lauro-cerasus*). — Plante d'Afrique. — Feuilles. — Calmant, sédatif, anticancéreux. — Eau distillée 1 à 10 gr. — Infusé 20 0/00.

Laurier rose. — Plante d'Afrique. — Feuilles, écorce. — Tonique du cœur. — Augmente la diurèse. — Extrait alcoolique 0,05 à 0,20 ctg. — Teinture au 1/5 de V à X gouttes.

Lavande. — Plante d'Europe. — Fleurs. — Excitant. — Alcool de lavande ; employé en frictions.

Lécithine (*Phospholutéine*). — Combinaison organique phosphorée. — Retirée du jaune d'œuf. — Elle existe dans le cerveau, les céréales, etc. — Masse cireuse. — Soluble dans l'alcool fort; insoluble dans l'eau. — Tuberculose, anémie, chlorose, neurasthénie. — Pilules, granulés. — Injections huileuses. — De 0,05 à 0,50 ctg. par jour au maximum.

Légumine (*Caséine végétale*). — Substance alimentaire contenue dans les semences des légumineuses, haricots, pois, lentilles, etc. Contient de 1.42 à 3.55 d'acide phosphorique.

Lémoprotagon. — Préparation contenant les éléments du sang et de la nucléine. — Neurasthénie, anémie, chlorose.

Lenigallol (*Triacétate de pyrogallol*). — Poudre blanche. — Insoluble. — Psoriasis, eczéma. — Pommade de zinc avec lénigallol P. E.

Lenirabine (*Tétra acétate de chrysarobine*). — Poudre jaunâtre. — Psoriasis.

Lepsine. — Solution d'oxyméthyl amido-sulfonate de zinc et de di-iodo phénate de soude. — Antigonnorrhéique.

Leptandra virginica. — Plante d'Amérique. — Rhizôme. — Cholagogue, laxatif, tonique.

Leptandrin. — Principe résineux du *Leptandra*. — Tonique, laxatif. — 0,10 à 0,50 ctg. par jour.

Levure de bière. — On emploie la levure de bière basse. — Desséchée à basse température et granulée. — Elle est plus active que la levure de raisins. — 3 cuill. à café de granulé par jour. — Inappétence, entérites, constipation, diabète, furoncles, anthrax, blennorrhagie. V. *Nucléo-protéides métalliques.*

— **de raisins.** — Ferment retiré de raisins. — Liquide ou en comprimés de 0 gr. 50. — 2 à 3 cuillerées ou comprimés par jour. — Mêmes emplois que la levure de bière.

Lewinine. — Résine retirée du *Kawa*.

Liane du Condor. — V. *Condurango*.

Liantral. — Extrait du goudron de houille. — Dermatoses.

Libanol. — V. *Huile de cèdre.*

Lichen d'Islande (*Mousse d'Islande*). — Analeptique, pectoral. — Gelée, saccharure. — Tisane privée d'amertume par lavage.

— **pulmonaire.** — Plante d'Europe. — Plante. — Pectoral, analeptique. — Gelée 50 à 100 gr. — Pâte ad libitum.

Lierre commun. — Plante commune. — Suc de la tige, écorce, feuilles. — Vulnéraire, détersif.

— **terrestre.** — Plante d'Europe. — Plante. — Vulnéraire, béchique. — Infusé 15 0/00. — Sirop 30 à 60 gr.

Ligustrum vulgare. — V. *Troène.*

Limaçon. — V. *Escargot.*

Limon. — V. *Citron.*

Lin (*Linum usitatissimum*). — Plante d'Europe. — Semences. — Mucilagineux, tempérant, adoucissant. — 1 à 2 cuillerées à soupe contre la constipation. — Cataplasmes de farine de lin.

— **purgatif** (*Linum catharticum*). — Plante. — Purgatif. — Infusé 15/150. — Poudre 2 à 5 gr.

Linadène. — Extrait de rate de bœuf (1 p. représente 2 p. de rate fraîche). — Hypertrophie de la rate, cachexie de la malaria. — De 0,25 à 0,75 ctg. 3 fois par jour.

Liquide capsulaire. — V. *Extraits d'organes.*

— **cérébral.** — V. *Cérébrine.*

— **pancréatique.** — V. *Pancréatine.*

Liquide testiculaire. — V. *Testicules.*

— thyroïdien. — V. *Thyroïdine.*

Liriosma ovata. — V. *Moyrapuama.*

Lis blanc. — Plante. — Bulbe, fleur. — Emollient.

Lisianthus pendulus. — Racine. — Fébrifuge. — Décocté 40 0/00.

Litharge (*Oxyde de plomb*). — Paillettes rougeâtres. — Insoluble. — Base d'onguents et du sous-acétate de plomb liquide.

Lithine. — Voir aux *Sels.*

Lithio-benzacétine. — Combinaison soluble de lithine et de benzacétine.

Lithio-diurétine. — V. *Urophérine.*

Lithio-pipérazine. — |Mélange de lithine et de pipérazine. — Diathèse urique. — 1 à 3 gr. par jour.

Lithrea caustica (*Lithrée*). — Plante du Chili. — Feuilles. — Teinture comme révulsif.

Lobélie (*Lobelia inflata*). — Plante d'Amérique. — Antiasthmatique, antidyspnéique. — Teinture au 1/5. De 1 à 4 gr. — Poudre de 0,25 à 0,50 ctg.

— syphilitique (*Mercure végétal*). — Racine. — Antisyphilitique, antidartreux. — Décoction 50 0/00.

Lobéline. — Principe actif du *Lobelia inflata.*

Lopez Root. — V. *Toddalia aculeata.*

Lorétine (*Acide meta-iodorthoxyquinoïnosulfonique*). — Poudre jaune. — Peu soluble. — Non toxique. — Pour pansements. — Solution à 2 et 5 0/0.

Losophane (*Tri-iodure de métacrésol*). — Cristaux

blancs. — Insoluble. — Dermatoses. — Poudre,
pommade 1/10 et 1/20.

Lupétazine (*Diméthyl pipérazine*). — Dissolvant de
l'acide urique.

Lupulin. — Poudre brune. — Odeur forte. — Retirée
des fleurs de houblon. — Sédatif 0,50 à 2 gr. — Pilules, cachets.

Lycétol (*Tartrate de diméthylpipérazine*).— Poudre
blanche. — Dissolvant de l'acide urique.— 1 à 2 gr.
par jour. — Cachets ou solution alcaline. — Dans
de l'eau Vittel.

Lycopode.— Microspores du *Lycopodium clavatum*.
— Diurétique, siccatif. — Pour poudrer les enfants
qui se coupent.

Lygosinate de quinine. — Poudre rouge. — Insoluble. — Amère. — Antiseptique désodorisant. —
Plaies souillées, ulcères sanieux. — Poudre.

Lygosine. — V. *Lygosinate de quinine.*

Lymphatine (*Adénine*). — Ganglions lymphatiques
du mouton ou du porc. — Détermine de la leucocythémie. — Représente 7 fois son poids frais. — 0.40
à 0,50 ctg. par jour. — En deux ou 4 fois.

Lysidine (*Méthylglyoxanilidine*). — Petits cristaux.
—Soluble.— Dissolvant de l'acide urique.— Goutte.
— 1 à 4 gr. par jour dans de l'eau gazeuse.

Lysoforme. — Lysol additionné de formol et d'une
substance aromatique.— Soluble. — Antiseptique.

Lysol. — Mélange de crésylols bruts et de savons.—
Liquide brun. — Soluble. — Antiseptique 2 à 5 0/0.

M

Macis. — Enveloppe (arille) des semences de muscades. — Stimulant.

Magnésie calcinée. — Poudre blanche. — Légère et lourde. — Presque insoluble. — Antiacide, purgatif. — 1 à 2 gr. antiacide; 10 à 12 gr. purgatif; 30 à 50 gr. contre les empoisonnements par l'arsenic.

Maïs (Stigmates de). — Plante d'Europe. — Tempérant, diurétique. — Tisane 20 0/00.

Malacine ou **Malakine** (*Salicyl-phénacétine*). — Cristaux jaunes. — Insoluble. — Antirhumatismal, analgésique. — 0,50 à 4 gr. — Cachets.

Malarine (*Citrate d'acétophénone-phénétidine*). — Poudre jaune. — Insoluble. — Antipyrétique, antinévralgique. — 0,20 à 1,50.

Maléine. — Sérum indicateur de la morve.

Malt. — Orge germée concassée. — Antidyspeptique. — Poudre 2 à 4 gr.

Maltine. — *Diastase*. — Poudre blanc jaune. — Peu soluble. — Transforme l'amidon en dextrine. — 0,10 à 0,50 ctg. — Cachets, paquets, pilules.

Mamelline. — Préparée avec les mamelles de vache. — Métrorrhagies, ménorrhagie, fibromes. — 1 partie représente 7 fois son poids frais. — 20 à 80 gr. par jour.

Manaca. — V. *Franciscea*.

Manacine. — Alcaloïde du *Franciscea*.

Mançone (*Erythrophlœum guineense*).— Plante d'Afrique. — Écorce. — Hydropisie cardiaque. — Teinture au 1/10. — De 0,20 à 0,30 ctg.

Manganate. — V. *Permanganates.*

Manganèse. — Métal. — Voir aux *Sels.*

Mangifera indica (*Mango*). — Plante d'Asie. — Fruit, écorce. — Astringent. — Métrorrhagie, leucorrhée, affections cutanées. — Extrait fluide par cuill. à café.

Mango. — V. *Mangifera.*

Manguier. — V. *Mangifera.*

Maniguette (*Ammomum melegueta*). — Excitant général. — Peu employé.

Manihot. — La racine renferme du tapioca Sagou et l'arrow-root. — V. *Cassaripe.*

Manihotoxine. — Principe toxique du Manihot.

Manne. — Suc concret extrait du *Fraxinus ornus.* — — Purgatif doux. — Manne en sorte et manne en larmes. — 10 à 50 gr. dans du lait.

Mannite. — Principe actif de la manne, moins actif. — Blanc cristallisé. — Soluble 1/7. — 10 à 20 gr.

Mannitol. — Vaso-dilatateur. — Analogue à la trinitrine.

—**(Hexanitrate de).** — Cristallisé. — Peu soluble. — Solution ou comprimés. — 1 à 6 milligr. par jour.

Margosa. — Feuilles et fruits employés sous ce nom en Amérique comme vermifuge. — Proviennent du *Margousier azedarach.*

Marjolaine. — Plante d'Europe. — Sommités fleuries. — Stimulant. — Infusé 20 0/00.

Marronnier (*Æsculus hippocastanum*). — Semences, écorce. — Décocté de jeunes branches, fébrifuge. —

20 0/00. — Huile de marrons. — En frictions contre la goutte.

Marrube blanc. — Plante d'Europe. — Plante fleurie. — Remède populaire, contre la toux. — Infusé 15 0/00. — Extrait 1 à 2 gr. — Poudre 4 à 8 gr.

Marrubine. — Principe actif du marrube.

Marsitriol (*Glycéroarséniate ferrique*). — Poudre jaune amorphe. — 0,05 à 0,20 ctg. par jour.

Mastic américain. — Résine du *Schinus molle*. — Purgatif.

Maté (*Thé du Paraguay*). — Plante d'Amérique. — Feuilles. — Aliment d'épargne. — Stimulant, digestif. — Infusion 25 0/00.

Maticine. — Principe actif du *Matico*.

Matico (*Piper angustifolium*). — Plante d'Amérique. — Feuilles. — Astringent, hémostatique, antiblennorrhagique. — Infusé 10 0/00.

Matricaire (*Camomille allemande, Pyrethrum parthenium*). — Stimulant, stomachique, carminatif. — Essences II à VI gouttes. — Infusé 20 0/00.

Mauve (*Malva silvestris*). — Feuilles, fleurs. — Béchique adoucissant. — Infusé 20 0/00. — Lavement, infusé de feuilles 50 0/00.

Méconarcéine. — Combinaison de narcéine et d'acide méconique. — Poudre blanche. — Soluble à chaud. — Soporifique, analgésique. — Toux, bronchite. — 2 à 3 cent. par jour.

Méconate de morphine. — Combinaison de morphine et d'acide méconique. — Poudre blanche. — Peu employé.

Mélia azadirachta. — V. *Azadirachta*.

Mélilot (*Melilotus officinalis*). — Sommités fleuries.
— Béchique, astringent. — Infusé 20 0/00. — Collyre.
— Lavement.

Mélisse (*Melissa officinalis*). — Plante d'Europe. —
Feuilles. — Excitant, cordial, sudorifique. — Infusé
15 0/00.

Menthe (*Mentha piperita*). — Sommités. — Stimu-
mulant, stomachique. — Alcoolat 2 à 10 gr. — Infusé 20 0/00. — Essence X gouttes.

Menthoforme. — Ether chlorométhylmenthylique,
mélangé à l'huile de vaseline. — Antiseptique.

Menthol (*Camphre d'essence de menthe*). — Cristaux
incolores. — Insoluble, soluble dans l'alcool. — Antinévralgique, antiseptique. — Crayons. — Applications externes.

— (Valérianate de). — V. *Validol*.

Menthol-iodol. — Combinaison d'iodol à 1 0/0 de
menthol. — Antiseptique. — Insufflations nasales.

Menthophénol. — Liquide transparent. — Peu soluble. — Analgésique, antiseptique. — Solutions de
3 à 5 0/0.

Menthorol (*Menthosol*). — Mélange de menthol et de
para-chloro-phénol en solution glycérinée. — Liquide
épais. — Antiseptique.

Menthosol. — V. *Menthorol*.

Menthoxol. — Solution alcoolique de menthol 1 0/0,
additionnée d'eau oxygénée. — Antiseptique.

Ményanthe (*Trèfle d'eau*). — Plante d'Europe. —
Feuilles. — Tonique, amer, fébrifuge, antiscorbutique. — Extrait 1 à 4 gr. — Infusé 10 0/00.

Ményanthine. — Principe actif de la *ményanthe*.

Mercolint. — Lint imprégné de mercure. — De 10 à 50 0/0. — S'emploie sous forme de plastrons.

Mercure. — V. aux *Sels*.

Tableau de la teneur pour o/o des sels de mercure

Acétate de mercurosométhyle	72,99
Alaninate	53,19
Asparaginate	43,29
Azotate	64,30
Benzoate	45,20
Cacodylhydrargyre	56,00
Chlorhydrate de formamide	76,40
Chloro-albuminate	variable.
Chloromercurate d'Az H²³	52,90
Chlorure mercurique	73,80
Cyanure	79,36
Hermophényl	40,24
Hydrate de mercurosométhyle	86,20
Hyposulfite de Hg et K	31,40
Iodure mercurique	44,03
Iodure double d'albumine et Hg	variable
Lactate neutre	52,94
Oxychlorhydrargyre	87,33
Oxycyanure	85,47
Oxyde jaune ammonique	92,00
Peptonate mercurique	variable
Salicylate basique	59,52
Sozoiodolate	35,58
Succinimide	50,50
Sulfate mercurique	64,40

Mercure colloïdal. — Solution brun jaune. — Ne se conserve pas.

— **gélatineux.** — V. *Gyrol*.

— **métallique.** — Métalloïde. — Liquide brillant. — Résolutif, antisyphilitique.—0,05 à 0,10 ctg. — Externe : pommade 1/4. — Injections hypodermiques d'huile grise.

Mercuriale (*Foirole, caquenlit*). — Plante d'Europe. — Plante. — Laxatif, purgatif. — Mellite, de 50 à 100 gr. — Décocté 20 0/00.

Mercuriol. — Mélange de craie avec des amalgames d'aluminium et de magnésium. — Sous l'influence de l'air, le mercure est mis en liberté. — Poudre grise. — Contient 40 0/0 de Hg. — Sert à préparer des sachets.

Mercurol. — Nucléinate de mercure.

Mésotane (*Ether méthyloxyméthylique de l'acide salicylique*).—Succédané du salicylate de méthyle.—Peu odorant. — Insoluble. — 3 à 5 gr. en frictions, mélangé avec de l'huile ou de la vaseline.

Métaantimoniate. — V. *Oxyde blanc d'antimoine.*

Métabenzamine semicarbazide.—V. *Cryogénine.*

Métaiodo ortho oxyquinolin sulfonique (Acide). V. *Lorétine.*

Métavanadate de soude. — V. *Vanadate.*

Méthacétine (*Acétparaanisidine*). — Poudre cristalline rosée. — Soluble. — Antithermique. — 0,25 à 1 gr. par jour.

Méthylacétanilide. — V. *Exalgine.*

Méthylal (*Diméthylate de méthylène*). — Liquide incolore. — Soluble. — Hypnotique de courte durée, mais rapide. —0,50 à 1 gr. en potion. — Antidote de la strychnine.

Méthylarsinate de quinine. — Poudre blanche. — Insoluble. — Fièvres paludéennes. — 0,05 à 0,10 ctg.

Méthylarsinate de soude (*Arrhénal, Arsinal*). — Cristaux blancs. — Soluble. — Fièvres paludéennes, fièvres-intermittentes, anémie, tuberculose. — De 0,05 à 10 ctg. — Pilules, gouttes, granulé, injections.

Méthylbenzine. — V. *Toluol*.

Méthyle (Chlorure de). — Liquide incolore. — Analgésique; pulvérisations contre la sciatique. — Abaissement de température jusqu'à — 13º.

Méthylène digallate de bismuth. — V. *Bismal*.

Méthylglyoxanilidine. — V. *Lysidine*.

Méthylpropylcarbinol uréthane. — V. *Hédonal*.

Méthylsalol (*Paracrésotate de salol*).— Cristallisé.— Insoluble. — Rhumatismes. — De 0,50 à 1 gr. — Cachets.

Mézéreum. — V. *Daphnée*.

Microcidine (*Naphtolate de soude*). — Poudre blanche. — Se colore à l'air. — Soluble. — Antiseptique. — Solutions à 5 0/00.

Miel (de l'*Apis mellifera*, abeille). — Emollient, laxatif *ad libitum*.

Mikania. — V. *Guaco*.

Millefeuille (*Achillea millefolium*). — Plante d'Europe. — Sommités fleuries. — Excitant, vulnéraire. — Infusé 20 0/00.

Millepertuis (*Hypericum perforatum*). — Plante d'Europe. — Sommités fleuries. — Excitant, vulnéraire. — Infusé 20 0/00.

Minium (*Deutoxyde de plomb*). — Poudre rouge. — Insoluble. — Siccatif. — Base d'onguents.

Mirmol. — Solution 10 0/0 formol, 0,30 0/0 de phénol. — Antiseptique.

Moelle de bœuf. — Graisse solide contenue dans les os du bœuf. — Base de pommade.

— **jaune des os** (*Myéline, Méduline*). — Moëlle du tronc, desséchée et mise en tablettes de 0,20 ctg. — Anémie, chloro-anémie, rachitisme. — 2 à 4 tablettes par jour.

— **rouge des os** (*Osséine*). — Comme la moelle jaune.

Molène (*Bouillon blanc, Verbascum thapsus*). — Fleur. — Pectoral. — Infusé 20 0/00.

Monesia (*Buranhem*).— Plante du Brésil. — Ecorce. — Astringent, stomachique. — Diarrhées, ulcères cutanés, hémorroïdes. — Interne : extrait 0,50 à 4 gr. — Externe : pommade, applications.

Monésine. — Principe actif du *monesia*. — 0,02 à 0,05 ctg.

Monoacétate de pyrogallol. — V. *Eugallol.*

Monochloral antipyrine. — V. *Hypnal.*

Monol. — V. *Permanganate de chaux.*

Monoméconate de narcéine. — Narcéine combinée à l'acide méconique. — Inusité.

Morelle noire. — Plante d'Europe. — Plante.— Narcotique, sédatif. — Externe : décocté 50 0/00. — En injections.

Moringa pterygosperma (*Ben ailé*). — Plante du Sénégal, des Indes. — Racine. — Diurétique.— Teinture au 1/5 de X à CC gouttes.

Morphine. — Alcaloïde de l'opium. — Blanc. — Soluble 1/1000. — Hypnotique, sédatif. — 0,01 à 0,05 ctg. — Pilules, cachets, potion.

— **(Chlorhydrate de).** — Poudre blanche. — Soluble

1/20. — Narcotique de 0,01 à 0,05 ctg. — Paquets, cachets, granules, sirop 1 cent. par 20 gr. — Injections 1 à 2 0/0.

Morrhuol (*Acide morrhuique*). — Retiré de l'huile de foie de morue. — Stimulant de la nutrition.

Morue (Huile de foie de). — Aliment reconstituant. — De 50 à 100 gr. par jour. — Préférer l'huile ambrée préparée avec les foies frais, la plus active et ayant le moins de goût.

Mousse de Corse. — Plante d'Europe. — Plante. — Vermifuge. — Infusé 5 à 20 gr. 0/00.

Moussena. — Plante d'Afrique. — Ecorce. — Succédané du Kousso.

Moutarde blanche (*Sinapis alba*). — Plante d'Europe. — Graines. — Laxatif. — 1 cuill. à bouche le matin.

— **noire** (*Sinapis nigra*). — Plante d'Europe. — Antiscorbutique, révulsif. — Bains de pieds 125 gr.

Moyrapuama (*Murapuama*). — Arbre du Brésil. — Plante. — Tonique, réparateur, aphrodisiaque. — Extrait fluide X à XX gouttes. — 3 fois par jour.

Muavine. — Alcaloïde du muavi. — Amorphe. — Analogue à la digitaline.

Mudar (*Calotropis*). — Plante des Indes. — Ecorce. — Lèpre, éléphantiasis, dartres. — La poudre d'écorce est employée aux Indes contre la dysenterie.

Muguet. — V. *Convallaria*.

Muqueuse stomacale (*Gastréine, Gastérase*). — Muqueuse du porc. — Cancer de l'estomac, gastrite. — Cachets ou pastilles. — 2 à 4 gr. par jour en 2 fois, au début des repas. — 1 gr. sec représente 5 gr. frais.

Mûrier noir. — Plante d'Europe. — Fruit acidulé. — Écorce astringente.

Musc (du *Chevrotain porte-musc*). — Stimulant, antispasmodique. — 0,05 à 4 gr. en potion. — Teinture 2 à 10 gr.

Muscades. — Plante des Antilles. — Fruit. — Huile grasse aromatique (*beurre de muscades*). — Excitant. — Baume nerval.

Mutase. — Préparation alimentaire végétale, privée d'amidon. — Peu soluble.

Mydrine. — Mélange d'éphédrine et d'homatropine. — Poudre soluble. — Mydriatique rapide. — Solution à 10 0/0.

Mydrol (*Jodométhylphénylpyrazolone*). — Poudre blanche. — Soluble. — Mydriatique rapide. — Solution à 5 0/0.

Myrrhe. — Gomme résine. — Insoluble. — Excitant, emménagogue. — Poudre 0,50 à 4 gr. — Teinture 2 à 8 gr.

Myrtille. — V. *Airelle*.

Myrtol. — Retiré de l'essence du *Myrtus communis*. — Liquide jaune et insoluble. Bronchites, blennorragie. — Capsules de 0,25 ctg., 8 à 10 par jour.

Myrtus communis. — Plante d'Afrique, d'où l'on retire le *Myrtol*.

— **jambusa**. — V. *Syzygium Jambolanum*.

N

Nandhiroba (*Coucourou*). — Plante d'Amérique. Semences. — Purgatif, fébrifuge, vermifuge. — Contre-poison. — Semences en émulsion.

Napel. — V. *Aconit*.

Napelline. — Alcaloïde de l'aconit Napel. — Comme l'aconitine, mais moins active, à employer *avec réserve*.

Naphtalan. — Produit naturel d'une source de naphte du Caucase. — Brun vert. — Eczémas, gerçures, crevasses. — Pommade.

Naphtaline. — Paillettes blanches. — Insoluble. — Désinfectant, expectorant. — 0,50 à 5 gr. — Externe: 2/30 en pommade.

Naphtionique (Acide). — Poudre blanche. — Soluble 1/4000. — Iodisme aigu, affections de vessie causées par la réaction alcaline de l'urine. — 0,50 ctg. en cachet, 2 à 3 fois par jour.

Naphtol α (*Naphtylol*). — Aiguilles. — Insoluble. — Soluble dans l'alcool. — Antiseptique. — Comme naphtol β.

— β (*Iso-Naphtol*). — Lamelles cristallines. — Soluble 1/1000. — Soluble dans l'alcool. — Parasiticide, antiseptique. — 0,50 à 2,50 par jour. — 3 à 4 gr. p. 30 en pommade.

— **camphré.** — Obtenu en mélangeant 10 gr. de naphtol avec 20 gr. de camphre. — Liquide incolore. — Insoluble, soluble dans les huiles. — Antiseptique.

Naphtolate de bismuth β (*Orphol*). — Poudre blanche. — Peu soluble. — Bactéricide. — Diarrhées, gastro-entérites. — Cachet 0,50 ctg. de 1 à 10. — Lavage intestinal: 5 0/00. — Pommade 1/10.

Naphtolate de soude.— V. *Microcidine.*

Naphtoxol. — Solution alcoolique de naphtol 2 0/0, additionnée d'eau oxygénée. — Antiseptique.

Narcéine.— Alcaloïde de l'opium. — Cristaux blancs — Soluble 1/1285. — Narcotique, antinévralgique. — 2 à 10 centigr. — Pilules, cachets.

Narcyl (*Chlorhydrate d'éthylnarcéine*). — Aiguilles. — Soluble 1/20. — Moins toxique que la codéine et la dionine. — Ne fatigue pas l'estomac. — Aucune action ni sur le cœur ni sur la respiration. — Calmant. — Sirop, potion. — 0,02 ctg. par cuillerée à bouche. — 3 à 4 par jour.

Naregamia alata (*Ipeca de Goa*). — Plante des Indes. — Écorce. — Expectorant. — Emphysème. — Teinture au 1/5. — I à IV gouttes par heure.

Nargol (*Nucléinate d'argent*).—Poudre brun clair.— Soluble.

Nectol.—Formiates divers.--Nectol C, chaux; nectol F, fer; nectol S, soude. — Solutions. — Tuberculose.

Nénuphar. — V. *Nymphæa.*

Nerprun (*Rhamnus catharticus*).— Plante d'Europe. — Baies, écorce. — Purgatif, hydragogue. — Sirop 15 à 50 gr. — Baies 20 à 40.

Neurodine (*Acétylparaoxyphényluréthane*). — Cristaux blancs. — Soluble 1/1400. — Antipyrétique, antinévralgique. — 0,50 à 4 gr.

Névrocidine. — Principe actif du *Gasu.* — Poudre jaune. — Soluble. — Anesthésique. — Solution de 1/10 à 1/100 pour 0/0. — Art dentaire, pulpite.

Nicotiane (*Tabac*). — Plante commune. — Feuilles.

— Narcotique, irritant, purgatif. — Infusé. — 1 0/0 lavement. — Poudre 0,05 à 0,10 ctg.

Nicotine. — Alcaloïde de la nicotiane.

Nirvanine (*Ether méthylique de l'acide diéthylgly-cocoleparaamidooxybenzoïque*). — Prismes blancs. — Soluble. — Anesthésique. — Inject. hyp. de 0,05 à 0,50 ctg.

Nitrate d'aconitine. — Cristaux blancs. — Soluble 1/40. — Comme l'aconitine cristallisée. — 1/10 de millig. — 4 à 5 fois par jour. — Névralgies faciales, tic douloureux. — Granules.

— **d'alcool.** — V. *Vaso-dilatateur*.

— **d'amyle.** — V. *Amyle*.

— **d'argent.** — Cristaux blancs. — Soluble. — Astringent, altérant, caustique. — Diarrhées chroniques. — Pilules à 0,01 ctg. — Usage externe, solutions de 1 à 2 0/0.

— **de bismuth (Sous-).** — Poudre blanche. — Insoluble. — Antidiarrhéique, antiseptique, affections de l'estomac. — 0,50 à 5,10 et 20 gr. par jour. — Injections 5 à 10 0/0.

— **d'éthyle.** — V. *Vaso-dilatateur*.

— **de magnésie.** — Cristaux blancs. — Déliquescent. — Très amer.

— **de mercure (Nitrate acide de)** (*Azotate mercurique*). — Liquide incolore. — Caustique. — Dartres, ulcères syphilitiques.

— **de mercure** (*Azotate mercureux*). — Cristallisé. — Soluble. — Antidartreux, antisyphilitique. — Pommade 1/30.

— **de potasse** (*Sel de nitre. Salpêtre*). — Cristaux

blancs. — Soluble 1/4. — Diurétique. — Vénéneux à hautes doses. — Diurétique 0,50 à 2 gr.

Nitrate de strychnine.— Cristallisé— Soluble. — Mêmes emplois que le sulfate.

Nitrique (Acide). — V. *Azotique (acide).*

Nitrite d'amyle (*Ether amylnitreux*). — Liquide incolore. — Peu soluble. — Accélère les battements du cœur, congestionne le foie et le cerveau. — Syncopes. — IV à X gouttes en inhalations.

— **de soude.**—Cristaux blancs.—Très soluble.—Vasodilatateur. — Tabès. — Injections quotidiennes de solution de 1 à 6 0/0. — 1 cuill. à café trois fois par jour.

Nitroglycérine. — V. *Trinitrine.*

Noisetier de sorcière. — V. *Hamamélis.*

Noix d'acajou. — V. *Acajou à pomme.*

— **d'arec** (*Areca catechu*). — Plantes des Indes. — — Fruit. — Vermifuge, tœnifuge. — Agit sûrement sur le chien.

— **de galle.** — Plante d'Europe. — Excroissance du chêne, due à la piqûre du Cynips, insecte.— Astringent. — Poudre 0,20 à 2 gr.—Extrait 0,20 à 1 gr.

— **de kola.** — V. *Kola.*

— **muscade.** — V. *Muscades.*

— **de serpent.** — V. *Cerbera thevetia.*

— **vomique** (*Strychnos nux vomica*). — Plante d'Amérique.— Semences.— Tétanique, stimulant de l'estomac. — Extrait 0,02 à 0,15 ctg. — Poudre 0,02 à 0,30 ctg. — Teinture 0,50 à 2 gr.

Nosophène (*Tétraiodophénolphtaléine*). — Poudre

jaunâtre. — Insoluble. — Contient 60 0/0 d'iode. — Bactéricide. — Poudre en insufflations.

Noyer. — Plante d'Europe. — Feuilles. — Huile du fruit. — Astringent, tonique, antiscrofuleux. — Infusé 20 0/00. — Extrait 2 à 4 gr.

Nucléinate de cuivre. — V. *Cuprol.*

— de fer.— Combinaison d'acide nucléinique et de fer. — Poudre jaune. — Peu soluble. — Anémie, phosphaturie, convalescence. — 0,05 à 0,40 ctg.

Nucléine. —Matière phosphorée qui constitue la substance active du noyau des cellules animales et végétales.

Nucléinique (Acide). — Poudre blanc gris.— Principe constituant de la cellule. — S'emploie sous forme de *nucléinates.*

Nucléo-protéides métalliques. — Obtenus par la culture d'une levure de bière pure en milieu additionné de doses progressives de métal ou de métalloïde, et opérant aseptiquement. — On obtient des nucléo-protéides de mercure, manganèse, vanadium, fer, argent, iode, brôme, fluor, arsenic, etc.

Le métal y est dissimulé et, en outre de son action, il y a celle de la levure et du phosphore organique.

Nutrose (*Caséinate de soude*). — Albuminoïde nutritive. — Contenant 13 0/0 d'azote.

Nymphæa alba (*Nénufar*). — Plante d'Europe. — — Fleurs, racines.— Calmant, antiaphrodisiaque. — Infusé, 15 0/00.

O

Odda. — Produit spécial pour alimentation.

Œillet rouge. — Plante d'Europe. — Fleurs. —
Tonique, stimulant. — Sirop 15 à 50 gr.

Œthol (*Alcool cétylique*). — Corps onctueux, fusible à
49°. — Dermatologie. — Pommade, qui ne tache pas.
— Ne pas confondre avec bétol.

Œuf de poule. — Aliment complet. — De 4 à 8 par
jour.

Oignon commun (*Allium cepa*). — Plante d'Europe.
— Bulbe rubéfiant. — Pulpe en cataplasmes.

Oléandrine. — Principe actif du Laurier rose.

Oléate de cocaïne. — Liquide huileux. — Insoluble.

— **de mercure.** — Masse épaisse, de consistance de
pommade. — Insoluble. — Syphilis. — Frictions.

— **de morphine.** — Morphine et acide oléique 2 0/0.

— **de quinine.** — Quinine et acide oléique 1 p. 3. —

— **de soude** (*Eunatrol*). — Poudre blanche. — Soluble. — Cholagogue. — De 2 à 5 gr. par jour. — Cachets. — Solution. — Injections de 1 à 2 gr.

— **de zinc.** — Combinaison de zinc et d'acide oléique.
— Poudre blanche. — Insoluble. — Eczéma chronique. — Pommade 1/1.

Oléique (Acide). — Liquide huileux. — Base d'onguents. — Affections de la peau.

Oléocréosote. — Liquide huileux, jaune. — Insoluble.
— Non caustique. — 1 à 2 gr. par jour.

Oléostéarate de mercure. — Produit blanc. — Insoluble. — Usage interne 0,05 ctg. — Externe,
comme l'onguent gris.

Oliban. — Plante d'Egypte. — V. *Encens*.

Olivier. — Plante d'Europe. — Fruit, écorce, feuilles.

— Ecorce fébrifuge. — Huile de fruit comestible. —
Laxatif 30 à 60 gr. d'huile.

Oophorine. — V. *Ovarine.*

Opium. — Suc épaissi du pavot officinal. — Sédatif,
hypnotique, excitant.— Elixir parégorique 2 à 20 gr.
—Extrait 0,01 à 0,10 ctg.—Gouttes noires, I à V gouttes. — Laudanum Sydenham, V à L gouttes. — Laudanum Rousseau, IV à XXX gouttes. — Poudre 0,05
à 0,20 ctg.—Teinture au 1/12, de V à XXX gouttes.

Préparations opiacées

		opium brut ou	Extrait
1 gr. Diascordium contient.	0,012	»	0,006
10 gr. Élixir parégorique.	0,10	» »	0,05 »
1 gr. Gouttes noires anglaises	0,50	» »	0,25 »
4 gr. Laudanum Sydenham	0,50	» »	0,25 »
4 gr. Laudanum Rousseau	1500	» »	0,50 »
20 gr. Sirop d'opium	0,08	» »	0,04 »
20 gr. Sirop diacode	0,02	» »	0,04 »
Pilules Cynoglosse à 0,20.	0,04	» »	0,02 »
1 gr. Poudre Dower Codex 1884	0,10	» »	0,05 »
— — — Codex 1866	0,20	» »	0,10 »
4 gr. Thériaque	0,05	» »	0,025 »

8,30 Diascordium	
10,00 Elixir parégorique	
0,05 Extrait d'opium	
0,04 Morphine	
0,10 Opium brut	*Contiennent*
0,60 Teinture d'extrait	*ou représentent*
0,85 Laudanum Sydenham	*ou*
0,36 Laudanum Rousseau	0 gr. 10 d'opium brut
0,85 Vinaigre d'opium	0 gr. 05 d'extrait mou.
0,50 Masse cynoglosse	
8,00 Thériaque	

Or. — Métal. — Antisyphilitique. — Poudre de 0,01 à 0,20 ctg.

Oranger amer. — Plante d'Europe, d'Afrique. — Fruits, fleurs, feuilles. — Amer, antispasmodique, tonique. — Sirop, infusé. — Teinture, poudre.

Orchitine. — V. *Testicules.*

Orésol (*Ether monoglycérinique du gaïacol*). — Soluble 1/40. — Même action que le gaïacol.

Orexine. — V. *Tannate d'oréxine.*

Orge (*Hordeum vulgare, orge mondé et orge perlé*). — Semences. — Adoucissant, rafraîchissant. — Décocté 20 0/00.

Origan. — Plante d'Europe. — Fleurs. — Excitant. — Infusé 20 0/00.

Orme pyramidal. — Ecorce des rameaux, privée du périderme. — Affections de peau.— Décocté 20 0/00.

Orphol. — V. *Naphtolate de bismuth.*

Orpiment (*Sulfure jaune d'arsenic*). — Insoluble. — Epilatoire, vénéneux.

Orthine (*Acide orthohydrazine, paraoxybenzoïque.* — Poudre blanche. — Antipyrétique. — De 0,30 à 0,50 ctg.

Orthoforme (*Ether méthylique de l'acide amidobenzoïque*). — Poudre blanche. — Peu soluble. — Anesthésique.— Non toxique. — Affections génitales, gorge.— Usage interne : 0 gr. 50 à 1 gr.— Externe : poudre, pommade de 2 à 5 pour 30.

Orthoquinolinmetasulfonique (Acide). — V. *Quinaseptol.*

Ortie blanche. — Plante d'Europe. — Fleurs. — Astringent, hémostatique. — Infusé 15 0/00.

— brûlante. — Plante d'Europe. — Feuilles fraîches pour flageller en cas de rhumatisme, paralysie.

Osmique (Acide). — Cristaux blancs. — Soluble. — Vapeurs toxiques. — Antiseptique, antinévralgique. — Injections hypodermiques de 0,005 à 0,10 milligr. — Dangereux.

Ouabaïne. — Principe actif de l'*ouabaïo*. — Cristaux blancs. — Peu soluble. — 2 fois plus toxique que le strophantus. — Asthme. — Solution 0 gr. 06/50. — 1 goutte contient 1/16 de milligr. — III gouttes par jour.

Ouate de Penghawar. — V. *Penghawar*.

Ovarine, Oophorine, Ovuline. — Extrait d'ovaires de génisse ou de mouton. — 1 gr. sec présente 7 gr. de produit frais. — Maladies ovariennes, ménopause, céphalalgies, chlorose. — 0 gr. 25 à 2 gr. en 3 ou 4 fois.

Oxalate de cerium. — Poudre blanc gris. — Insoluble. — Pyrosis, dyspepsie. — De 0,05 à 0,10 ctg. — Pilules, cachets.

— de fer. — Poudre jaune. — Insoluble. — Tonique ferrugineux. — De 0,10 à 0,50 ctg. — Pilules, cachets, pastilles.

— de mercure. — Cristaux blancs. — Insoluble. — Comme le calomel. — Peu employé.

— de potasse (*Sel d'oseille*). — Cristaux blancs. — Soluble 1/40. — Astringent, rafraîchissant. — Toxique. — De 0,50 à 1 gr.

Oxalique (Acide). — Cristaux blancs. — Soluble 1/15. — Tempérant, rafraîchissant, toxique à doses peu élevées. — De 0,50 à 1 gr.

Oxaphores. — Solution alcoolique à 50 0/0 d'oxycamphre. — Dyspnée. — De 2 à 8 gr. par jour.

Oxols. — Solutions de produits médicamenteux dans l'eau oxygénée alcoolisée. — Camphroxol, menthoxol, etc.

Oxycamphre. — Poudre blanche. — Soluble 1/50. — Antidyspnéique, antipyrétique. — De 1 à 3 gr. — Cachets de 0,50 ctg.

Oxycyanure de mercure. — Cristaux blancs. — Soluble. — Antiseptique. — Moins irritant que le sublimé, n'attaque pas les instruments. — Solution ophtalmique, 0,05 à 0 gr. 50 0/00. — Solution externe antiseptique de 1 à 5 0/00.

Oxyde d'aluminium. — V. *Alumine.*

— **blanc d'antimoine** (*Antimoniate de potasse*). — Poudre blanche. — Insoluble. — Béchique, expectorant. — Bronchite, pneumonie. — De 0,50 ctg. à 4 gr. en suspension.

— **noir de cuivre** (*Bioxyde de cuivre*). — Fondant. — Usage externe de 0,50 à 1 gr. en frictions.

— **d'éthyle.** — V. *Ether sulfurique.*

— **de fer** (*Oxyde ferrique, Colcothar*). — Poudre rouge. — Insoluble. — De 0,10 à 0,30 ctg.

— — (*Oxyde ferrique hydraté, safran de mars apéritif, sous-carbonate de fer*). — Peu employé.

— — **ferroso-ferrique** (*Oxyde noir de fer, Ethiops martial*). — Insoluble.

Oxyde de fer (*Hydrate ferrique*). — Insoluble. — Contre-poison de l'acide arsénieux.

— **jaune ammonique.** — Oxyde jaune de Hg. dissout dans le chlorhydrate d'ammoniaque.— Syphilis. — Injections hypodermiques de 0,01 à 0,02 ctg.

— **de magnésium.** — V. *Magnésie calcinée.*

— **de mercure** (*Oxyde mercureux*). — Inusité.

— **rouge de mercure** (*Oxyde mercurique, oxyde par voie sèche, oxyde rouge, précipité rouge*). — Insoluble. — Antisyphilitique. — Pommade pour collyres, 0,05 pour 10 gr. de pommade.

— — — — (*Oxyde par voie humide, oxyde jaune*). — Peu soluble.— Antisyphilitique.— Pommade pour collyres, de 0 gr. 05 à 1 gr. pour 15 gr. — Pommade pour pansement des plaies, 1 à 2 p. 15.

— **d'or.** — Poudre jaune brun.— Insoluble. — Mêmes emplois que le chlorure.

— **de plomb (protoxyde)** (*Massicot, céruse jaune*). — Inusité.

— — — **(litharge).** — Base des emplâtres.

— — — **(deutoxyde)** (*Minium*). — Poudre cristallisée, rouge. — Insoluble. — Siccatif.

— **de sodium (bi).** — Affections acnéiques. — Savon contenant 20 0/0 de bioxyde de sodium.

— **de zinc.** — Poudre blanche. — Insoluble. — Antispasmodique, siccatif. — Usage interne de 0,10 à 2 gr. — Pommade 1/10.

Oxygène. — V. *Gaz oxygène.*

Oxyhydrastine. — V. *Hydrastine.*

Oxyhydrométhyl-quinoléine (Chlorhydrate d'). — V. *Kairine.*

Oxyiodogallate de bismuth. — V. *Airol.*

Oxyiodométhylanilide. — V. *Iatrol.*

Oxyiodotannate de bismuth. — V. *Ibit.*

Oxylithes (*Peroxydes de sodium ou de potassium*). — Corps cristallisé. — Soluble. — Donne au contact de l'eau de l'oxygène pur. — Très caustique.

Oxynaphtoïque (Acide). — Cristaux. — Incolore. — Insoluble. — Antiseptique supérieur à l'acide salicylique de 0,05 à 0,20 ctg. — Externe : pommade à 10 0/0.

Oxyquinaseptol. — V. *Diaphtérine.*

Oxyquinoléine iodochlorée. — V. *Vioforme.*

Oxyquinoline. — V. *Quinosal.*

Oxyspartéine. — Produit d'oxydation de la spartéine. — Aiguilles blanches. — Soluble. — De 0,04 à 0,10 ctg. par jour en injections hypodermiques. — Augmente l'activité du cœur.

Oxysulfure d'antimoine. — V. *Kermès.*

P

Palicourea densiflora. — V. *Coto.*

Palladium. — Métal radioactif.

Palommier. — V. *Gaultheria.*

Panama. — V. *Quillaya.*

Panbotano calliandra. — Plante du Mexique. — Plante. — Amer. — Fièvres paludéennes, fièvre typhoïde, grippe. — Décoction d'écorce de 70 à 80 gr.

8.

Pancréas (*Pancréine, pancréase*). — Retiré du pancréas du porc. — Diabète pancréatique, entérite. — 1 gr. représente 10 gr. de pancréas frais. — De 2 à 6 gr. par jour en 2 fois aux repas.

Pancréatine. — Poudre jaune. — Assez soluble. — Dissout la fibrine et saccharifie l'amidon. — Antidyspeptique de 0,50 à 2 gr. — Pilules, cachets.

Pancréatokinase. — Association de l'eukinase avec la pancréatine. — Digestif, eupeptique.

Papaïne. — Principe actif du *Carica papaya.* — Poudre jaune. — Dyspepsie. — De 0,10 à 0,40 ctg. — Poudre, cachet, vin, sirop, les acides annihilent son action.

Papavérine. — Alcaloïde de l'opium. — Excitant, soporifique. — De 0,02 à 0,10 centig.

Papayer (*Carica papaya*). — Arbre des pays chauds. — Le suc de papayer a un pouvoir digestif. — On en retire la papaïne et la papayotine.

Papayotine. — Principe actif du *Carica papaya.* Bien plus actif que la papaïne. — De 0,05 à 0,10 ctg. 2 heures après le repas. — Cachets, granulés de préférence.

Paraacetphénétidine. — V. *Phénacétine.*

Paracoto. — Arbre d'Amérique, voisin du Coto. — Antidiarrhéique. — Poudre 0,20 à 0,50 ctg.

Paracotoïne. — Principe actif du Paracoto. — Diarrhées rebelles, sueurs des phtisiques. — De 0,10 à 0,30 ctg.

Paracrésotate de soude. — Poudre cristalline. — Soluble 1/24. — Antiseptique intestinal.

Paraffine. — Résidu de la distillation du pétrole. — Blanc nacré.— Insoluble.— Fond de 42 à 65°.—Excipient pour pommades. — S'emploie en reconstitution·

Paraforme (*Trioxyméthylène, Triformol*). — Cristaux blancs. — Insoluble. — Antiseptique, purgatif. — Solution 1 0/00. — Cachets de 0,10 ctg., 6 à 10 par jour.

Paraldéhyde (*Elaldéhyde*). — Liquide incolore. — Soluble 1/8. — Hypnotique de 2 à 4 gr. — Potion·

Para-mono-chloro-phénol. — Cristallisé. — Soluble. — Antiseptique. — Comme l'acide phénique.

Paraoxybenzoïque (Acide). — V. *Orthine*.

Paraphénétol carbamide (*Dulcine*). — Succédané de la saccharine. — Aiguilles incolores.

Paraphénylthionate de mercure. — Cristallisé. — Soluble. — V. *Hydrargyrol*.

Parasulfonate d'aluminium. — V. *Sozal*.

Pareira brava. — Plante du Brésil. — Racine. — Diurétique. — Infusion 20 0/00.

Pareirine. — Principe actif du *Pareira*.

Pariétaire. — Plante d'Europe. — Diurétique, émollient. — Infusé 20 0/00.

Parotidine. — Retirée de la glande parotide de l'agneau. — Affections des ovaires, carcinomes.utérins, menstruations difficiles.— 1 gr. correspond à 10 fois son poids frais. — De 0,40 à 0,80 ctg. par jour.

Parthénine.— Principe actif du *Parthenium*.— Antinévralgique de 0,10 à 1 gr.

Parthenium hysterophorus. — Plante. — Antinévralgique. — Infusé 10 0/00.

Pas d'âne. — V. *Tussilage*.

Patenôtre. — V. *Azadirachta*.

Patience (*Rumex acutus*). — Racine. — Dépuratif, Antiscorbutique. — Infusé 30 0/00.

Paullinia. — V. *Guarana*.

Pavot (*Papaver somniferum*). — Les capsules donnent l'opium. — Sédatif, narcotique. — Infusion sans les graines 10 0/00. — Sirop de 20 à 40 gr.

— épineux. — V. *Argémone*.

Pêcher. — Plante d'Europe. — Fleurs. — Laxatif léger. — Infusé 20 0/00.

Pegnine. — Composée de ferment blanc et de sucre de lait. — Alimentation des nourrissons.

Pelletiérine. — Alcaloïde du Grenadier. — Poudre blanche. — On emploie le tannate. — Soluble. — Tænifuge, vermifuge. — De 0,30 à 0,40 ctg. pour une dose.

Penghawar (Ouate de). — Provenant de fougères de Java. — Poils jaunes. — Hémorragies parenchymateuses. — Application simple.

Pensée sauvage. — Plante d'Europe. — Fleurs. — Antiscrofuleux, dépuratif, purgatif et vomitif à hautes doses. — Infusé de fleurs 10 0/00.

Pental. — V. *Amylène pur*.

Penthozone. — Mélange d'acide acétique, de phénol, de menthol, de camphre, d'essence d'eucalyptus et de lavande. — Antiseptique.

Pepsine. — Principe actif du suc gastrique. — Extractive, titre 50 à 100. — Amylacée titre 20. — Dyspepsie, lientérie, anorexie. — Pepsine amylacée de

0,50 à 4 gr. — Pepsine extractive de 0,25 à 2 gr. — Paquets, cachets, vin, sirop, élixir. — 1 gramme par cuillerée à soupe de pepsine amylacée.

Peptonate de fer. — Reconstituant. — Anémie, chlorose. — Élixir, sirop.

— de mercure. — V. *Peptone mercurique.*

Peptone. — Produit de la digestion artificielle de la viande par la pepsine liquide ou sèche. — 3 à 6 fois son poids de viande. — 2 à 4 cuill. par jour.

— mercurique (*Peptonate de mercure*). — Soluble. — Antisyphilitique. — Injections hypodermiques de 3 millig. à 1 cent.

Peptoniode. — Combinaison de peptone et d'iode. — Paillettes jaunes.—Soluble.—Contient 15 0/0 d'iode. — On emploie un soluté contenant 0 gr. 03 d'iode par cent. cube.

Perchlorure de fer. — Solution à 30° Baumé. — Liquide jaune vert. — Hémostatique interne et externe, astringent. — De V à X gouttes. — Externe : étendu d'eau.

Perdynamine. — Préparation ferrugineuse nutritive.

Pereirine. — Principe actif du Pao-pereira.— Poudre amorphe, verdâtre. — Peu soluble. — Fièvres intermittentes d'origine malarique.

Perezia aduata. — V. *Pipitzahoac.*

Periplocine. — Principe actif du *Periploca græca.* — Aiguilles incolores. — Soluble. — Affections cardiaques.

Permanganate de chaux (*Acerdol*). — Cristallisé. — Très soluble. — Désinfectant plus actif que le permanganate de potasse. — Stérilisation de l'eau, 0,50 ctg. 0/00.

Permanganate de potasse. — Aiguilles. — Soluble 1/15. —Désinfectant, antiputride.— De 0,10 à 1 0/00·

— de soude. — Cristallisé. — Soluble. — Désinfectant. — Comme le permanganate de potasse.

— de zinc. — Cristallisé rouge. — Soluble. — Désinfectant, antiputride. — Injections.

Pernol. — Solution d'huile de ricin (25 0/0) dans la Peruscabine. — Inodore. — Gale. — Frictions.

Peronine (*Chlorhydrate de benzoylmorphine*). — Poudre blanche. — Soluble. — Narcotique, supérieur à la morphine, donnant un sommeil plus calme ; calmant des douleurs rhumatismales et névralgiques.— De 0,02 à 0,20 ctg. par 24 h. — Toux opiniâtre de la bronchite et de la phtisie.

Peroxyde de fer. — V. *Oxyde de fer*.

— de magnésium. — V. *Hopogan*.

— de sodium. — Incorporé à un savon à la dose de 2 à 5 0/0.— Contre les comédons. — En présence de l'eau donne de l'oxygène, sert à purifier l'air vicié.— En pommade contre les dermatoses.

— de zinc (*Ektogan*).— C'est de l'oxyde de zinc suroxydé. — Flocons blancs. — Non caustique.— Stérilisé à 120°, sert à panser les plaies, brûlures, eczémas. — Pommade à 10 0/0. — Poudre.

Persil. — Plante d'Europe. — Racine, fruits. — Contient l'apiol. V. *ce mot*. — Excitant, apéritif. — Infusé 20 0/00.

Persodine. — V. *Persulfate de soude*.

Persulfate de soude. — Cristaux blancs. — Solu-

ble. — Inappétence, tuberculose. — Solution à 1 0/0 ;
2 cuill. par jour, *une heure* avant les repas, avec repos
tous les 3 jours.

Pertussine.— Extrait sucré de thym.— Coqueluche.
— 1/2 cuill. à soupe 3 à 4 fois par jour.

Peruscabine. — *Ether benzylique de l'acide benzoïque.* — Principe actif du baume du Pérou.

Pervenche. — Plante d'Europe. — Plante. — Antilaiteux, astringent. — Infusé 15 0/00.

Petit chêne. — V. *Germandrée.*

Petit houx. — V. *Fragon.*

Petit-lait. — Liquide obtenu en versant un acide ou
de la présure dans du lait bouillant. —Aliment laxatif et diurétique. — 50 à 100 gr.

Petiveria alliacea. — Racine du Congo. —Diurétique, sudorifique. — Décoction.

Pétrolan. — Huiles minérales saponifiées.— Eczéma,
prurigo. —En couche épaisse, pour pansement com-
pressif.

Pétrole (Huile de) (*Huile de Gabian*). — Liquide
jaunâtre.— Insoluble.— Antispasmodique, fébrifuge.
— X à XXX gouttes en capsules.

Pétroléine. — V. *Vaseline.*

Pétrosulfol. — Produit retiré de schistes sulfureux.
— Soluble. — Dermatologie, gynécologie. — Pommade 10 0/0.

Phellandrie. — Plante d'Europe. — Plante. — Narcotique, diurétique. — Poudre 1 à 3 gr. — Teinture
X à XX gouttes.

Phénacétine (*Para-acetphénétidine*). — Poudre
blanche. — Soluble 1/1500. — Antipyrétique, antiné-

vralgique. — De 0,50 ctg. à 4 gr. par jour. — Cachets, paquets.

Phénacétine iodée. — V. *Iodophénine.*

Phenacet-hydrazine. — V. *Pyrodine.*

Phénalgine (*Ammonium phénylacétamide*). — Poudre blanche. — Insoluble. — Migraine, névralgies, insomnie. — De 0,50 à 0,75 ctg.

Phénate de cocaïne. — Poudre blanche. — Soluble. — Même usage que la cocaïne, serait plus actif. — En solutions alcooliques au 1/10, pour applications locales.

— de mercure (*Phénate de bioxyde*). — Rouge orange. — Antisyphilitique. — Interne : 0,02 ctg. en pilules.

— de pilocarpine (*Phénipilocarpine*). — Liquide huileux. — Soluble. — Phtisie, fièvres intermittentes. — Solution 0 gr. 02 0/0 en injections hypodermiques, 4 à 5 cc³ par jour.

— de soude (*Phénol sodé, Phénol*). — Liquide brun rouge. — Désinfectant. — Solution 1/10.

Phénédine. — V. *Phénacétine.*

Phénégol. — Composé organique de mercure. — Poudre rouge. — Soluble. — Bactéricide. — Peu toxique.

Phénétidicarbamate de quinine. — V. *Quinaphénine.*

Phénétolurée. — V. *Dulcine.*

Phénipilocarpine. — V. *Phénate de pilocarpine.*

Phénique (Acide) (*Acide carbolique*). — Cristaux blancs. — Soluble 1/17. — Antiseptique, antiputride. — Solution de 1 à 10 0/00.

Phénocolle (*Amido-acétparaphénétidine*). — Poudre blanche. — Soluble 1/16. — Employer le chlorhydrate.

— Antithermique, 1 à 5 gr., analgésique de 0,50 à 2 gr.

Phénocolle (Salicylate de). — Comme le phénocolle.

Phénol. — V. *Phénate de soude.*

— **sodé.** — V. *Phénate de soude.*

Phénolactine. — V. *Lactophénine.*

Phénolate de mercure. — V. *Sublimo-phénol.*

Phénolphtaléine. — Poudre jaune. — Cristallisé. — Insoluble; soluble dans l'alcool. — Se colore en rouge vif par les alcalis. — De 0,10 ctg. à 0,30 ctg. comme purgatif.

Phénopyrine. — Combinaison de l'acide phénique et de l'antipyrine. — Liquide incolore, inodore. — Insoluble. — Antiseptique.

Phénosal (*Salicyl-acétate de phénacétidine*). — Soluble. — Antinévralgique. — De 0,25 à 0,50 ctg. — 2 à 6 fois par jour.

Phénosalyl. — Mélange d'acide phénique 9 gr., d'acide salicylique 1 gr., d'acide lactique 2 gr., de menthol 0,10 ctg., d'essence d'eucalyptus 0,50 ctg. — Soluble 3 0/0. — Antiseptique.

Phénosuccine. — V. *Pyrantine.*

Phentozone. — Mélange d'acide acétique 52, phénol 2, menthol 2, essence d'eucalyptus 2, essence de lavande 1. — Coryza.

Phénylacétique (Acide). — Cristallisé. — Peu soluble. — Diminue l'expectoration. — De 0,20 à 0,50 ctg. par jour.

Phénylamine. — V. *Aniline.*

Phényl-diméthyl-pyrazolone (*Diméthyl-oxyquinizine*). — V. *Antipyrine.*

Phénylformaldéhyde. — V. *Saligénine.*

Phénylméthylacétone . — V. *Hypnone.*

Phényluréthane. — V. *Euphorine.*

Phlorhizine. — Produit de dédoublement de la sali-pyrine. — Convalescence des enfants. — 0,25 ctg. en potion.

Phloroglucopyrine (*Phloropyrine*). — Combinaison de la phloroglucine avec l'antipyrine.

Phloropyrine. — V. *Phloroglucopyrine.*

Phosote. — V. *Phosphate de créosote.*

Phosphate d'ammoniaque. — Cristaux blancs. — Soluble. — Diaphorétique, antigoutteux, lithonthrip-tique. — De 1 à 15 gr.

— **de bismuth** (*Bismuthol, Gastérine*). — Poudre blanche. — Soluble 1/3. — Antiseptique intestinal. — De 0,20 à 1 gr. 50 par jour.

— **de chaux monocalcique** (*Phosphate acide, biphosphate de chaux*). — Lamelles nacrées. — Très soluble. — Reconstituant. — Sirop, 0 gr. 40 par cuill. à soupe, vin, solution 1 à 5 gr.

— **de chaux bi-basique** (*Phosphate neutre, Phosphate bicalcique*). — Poudre blanche. — Insoluble, soluble avec acide citrique.

— **de chaux tri-calcique** (*Phosphate tribasique, Phosphate des os*). — Poudre blanche. — Insoluble. — C'est le phosphate des pharmacies. — Anti-acide, absorbant, reconstituant. — De 1 à 10 gr. — Paquets, cachets. — V. *Lactophosphate de chaux.*

— — (**Chlorhydrophosphate de**). — V. *Chlorhy-drophosphate.*

Phosphate de codéine. — Poudre blanche. — Très soluble. — Hypnotique, calmant. — Injections hypodermiques de 0,01 à 0,05 ctg.

— **de créosote** (*Phosote*). — Masse sirupeuse. — Contient 80 0/0 de créosote, 20 0/0 d'acide phosphorique. — Insoluble. — Non caustique. — Tuberculose, bronchites. — Capsules, pilules. — De 0,50 à 2 gr. par jour. — Injections hypodermiques 1 cc³.

— **de cuivre**. — A l'état naissant, pour le traitement de la tuberculose, de la chlorose. — Pilules : acétate de cuivre 0,01 ctg., phosphate de soude 0,05 ctg. par pilule. — De 2 à 3 par jour.

— **de fer** (*Phosphate ferreux*). — Poudre blanc verdâtre. — Peu employé.

— **de fer** (*Pyrophosphate de fer citro-ammoniacal*). — Sel soluble. — De 0,10 à 0,50 ctg. — Chlorose. — Sirop, vin, cachet.

— **de gaïacol**. — Cristaux blancs. — Inodore, insipide. — Insoluble. — Se dédouble dans l'intestin. — Cachets, pilules. — De 0,40 à 0,60 ctg. par jour.

— **de guéthol**. — V. *Guéthol*. — Mêmes propriétés. —

— **de potasse**. — Cristaux blancs. — Soluble. — Reconstituant, tonique. — De 1 à 5 gr.

— **de soude**. — Cristaux blancs. — Soluble 1/4. — Antidiabétique, tonique de 1 à 5 gr., purgatif de 20 à 50 gr.

Phosphite de créosote. — V. *Phosphotal*.

— **de fer** (*Hypophosphite de fer*). — Sel cristallisé. — Très soluble. — De 0,25 à 0,50 ctg. — Sirop, cachets.

— **de gaïacol**. — V. *Gaïacophosphal*.

Phosphoglycérates. — V. *Glycérophosphates.*

Phospholutéine. — V. *Lécithine.*

Phosphomannitate de fer. — Poudre. — Anémie, tuberculose, fatigue générale, chlorose. — 0,10 ctg. 2 à 3 fois par jour, cachets ou granulé.

Phosphore. — Métalloïde. — Blanc jaune. — Insoluble. — Soluble dans le chloroforme. — Excitant, aphrodisiaque dangereux. — Paralysie, ataxie, de 1 à 5 milligr. — Huile phosphorée 1 0/00. — Externe : Huile à 1 0/0.

Phosphorique (Acide). — Liquide blanc.— Soluble. — Impuissance, rachitisme, variole, neurasthénie, de 0,20 à 2 gr. — Limonade phosphorique 2 gr. par litre.

Phosphotal (*Phosphite de créosote*). — Liquide huileux. — Peu soluble. — Soluble dans les huiles. — Saveur brûlante. — Irrite un peu les voies digestives. — Tuberculoses, bronchites. — Capsules de 0 gr. 20, de 4 à 8 par jour; en émulsion à 0 g. 20 par cuillerée à dessert.

Phosphotannate de créosote. — V. *Tannate de créosote.*

Phosphure de zinc. — Poudre brunie acier. — Insoluble.— Ataxie, paralysie. — De 8 à 40 mill. — 8 milligr. équivalent à 1 millig. de phosphore. — Pilules.

Phtalate de cotarnine. — V. *Styptol.*

Phtaléine du phénol. — V. *Purgène.*

— de résorcine. — V. *Fluorescéine.*

Phthisopyrine. — Poudre. — Tuberculose. — Tablettes, cachets.

Phyllanthus niruri. — Plante des Antilles. —

Feuilles. — Amer, fébrifuge.— Blennorrhagie, hydropisie. — Infusé 10 0/00. — Poudre 4 à 5 gr. — Teinture 1/5, 6 à 8 gr. le matin.

Physalline. — Principe actif de l'alkékenge.

Physol. — Solution chlorhydrique de pepsine alcoolisée et parfumée. — Pansements.

Physostigmine. — V. *Esérine*.

Phytolacca decandra. — Racine, fruits. — Emétique, narcotique. — Décoction 10 0/00. — Poudre de 0,50 à 2 gr.

Pichi. — V. *Fabiana imbricata*.

Picramnine. — Alcaloïde du *Cascara amarga*.

Picramnia antidesma. — V. *Cascara amarga*.

Picrique (Acide) (*Trinitrophénol*). — Cristaux jaunes. — Peu soluble, 1/86. — Fébrifuge. — Érysipèle, eczéma, brûlures s'il reste de l'épiderme. — Solution à 12 0/00.

Picrol (*Di-iodorésorcine monosulfate de potassium*). — Poudre incolore. — Cristallisé. — Contient 23 0/0 d'iode. — Soluble. — Antiseptique. — Solution à 1 0/0.

Picronitrique (Acide). — Lamelles jaunes. — Saveur amère. — Soluble 1/10. — Analgésique, antiseptique. — Traitement des brûlures 10 0/00 avec acide citrique.

Picropyrine. — Combinaison d'acide picrique avec l'antipyrine.

Picrotoxine. — Alcaloïde de la *coque du Levant*. — Poudre blanche. — Soluble 1/100. — Antiépileptique. — Poison tétanique. — De 1 à 6 millig. — Pilules. — Solution.

Pied de chat. — Plante d'Europe. — Plante, fleurs. — Béchique. — Infusé 20 0/00.

Pierre divine. — Sulfate de cuivre, alun, nitre ââ 100 gr., camphre 5 gr. — Plaques verdâtres. — Soluble. — Collyre. — Injections.

Piligan. — Plante du Brésil. — Contient la *Piliganine*. — Eméto-cathartique violent. — Toxique.

Pilocarpidine. — Alcaloïde du *Jaborandi*.

Pilocarpine. — Alcaloïde du *Jaborandi* (nitrate ou chlorhydrate). — Cristaux blancs. — Soluble. — Sudorifique, sialagogue. — 5 mill. à 2 centig. — Lotions pour les cheveux 2 0/00.

Pin maritime. — Plante d'Europe. — Fournit la térébenthine. — La sève, comme antiphtisique. — De 2 à 10 cuillerées.

Pinus silvestris. — Plante d'Europe. — Donne les bourgeons appelés *bourgeons de sapin* à tort. — Anticatarrhal, béchique. — Infusé 30 0/00.

Pipérazidine. — V. *Pipérazine.*

Pipérazine (*Diethylènimine*). — Assimilée à la spermine-pipérazérine. — Soluble dans les eaux gazeuses. — Dissolvant de l'acide urique. — N'est pas supépérieure à la lithine. — Goutte, diabète. — De 0,25 à 1 gr. par jour.

— **(ichtyosulfonate de).** — V. *Ichtyolodine.*

— **(quinate de).** — V. *Sidonal.*

Piperine (ou *piperin*). — Principe contenu dans le poivre noir. — Donne par distillation la pipéridine, alcaloïde rubéfiant.

Piperonal. — Ecailles blanches. — Insoluble. — Antiseptique.

Pipitzahoac. — Racine du *Perezia adnata*. — La décoction de la racine à 5 0/0 produit de 5 à 6 évacuations semi-liquides abondantes, précédées de douleurs de ventre.

Piscidia erythrina (*Jamaïca Dogwood*).— Arbuste des Indes. — Sédatif dans les névralgies, migraines, insomnie, phtisie. — Extrait fluide de XXX à LX gouttes.—Teinture de 2 à 3 gr.—Poudre 3 gr. en décoction.

Pissenlit (*Taraxacum dens leonis*).— Racine, feuilles. — Diurétique, fondant. — Extrait de 1 à 5 gr.

Pistache. — Amande du *Pistacia vera*. — Emollient, oléagineux. — Sert à préparer des loochs.

Pituri. — V. *Fabiana*.

Placenta. — V. *Extraits d'organes*.

Plantain. — Plante d'Europe. — Plante fleurie. — Astringent léger. — V. *Psyllium*.

Plantose. — Albumine retirée des résidus de pressoir des semences de colza. — Poudre jaune. — Insoluble. — Préparation alimentaire.

Platine (Perchlorure de).— A été préconisé comme antisyphilitique. — De 0,05 à 0,10 ctg.

Plâtre (*Sulfate de calcium*). — Sert à confectionner les appareils inamovibles.

Plumieria alba (*Frangipanier*). — Plante des Antilles. — Altérant, purgatif, antisyphilitique. — Décoction 1/2 litre par jour.

Podophyllin. — Résine retirée de la *Podophylle*. — Poudre verte. — Insoluble. — Purgatif, laxatif. — De 0,04 à 0,05 ctg. — Pilules, cachets.

Poivre long (*Piper longum*). — Chatons de fruits.

— **noir** (*Piper nigrum*). — Fruit. — Condiment. — Aphrodisiaque, rubéfiant. — De 0,05 à 2 gr.

Poix blanche. — Mélange de galipot avec la résine jaune.

— de Bourgogne (*Poix jaune*). — Térébenthine de l'*Abies excelsa*. — Base pour emplâtre.

— noire. — Résidu de la combustion imparfaite de térébenthines.

— résine. — Résidu de la distillation des térébenthines, battu avec l'eau.

Polonium. — Corps radio-actif. — Plus actif que l'uranium. — Se trouve uni au bismuth dans la pechblende.

Polygala. — Plante d'Amérique. — Racine. — Excitant, incisif, béchique, purgatif, vomitif à hautes doses. — Extrait, de 0,05 à 1 gr. — Infusion 1 0/0. — Sirop de 20 à 60 gr.

Ponticine. — Glucoside retiré du *Rheum rhaponticum*. — Cristaux. — Insoluble.

Potiron (*Courge*). — Semences comme tænifuges. — 30 à 60 gr. émulsionnées.

Poudre de Goa. — V. *Goa*.

Poudre de lait (*Lait solide*). — Lait privé de son eau en passant sur des cylindres chauffés à la vapeur surchauffée. — Poudre jaune. — Soluble. — Conservation indéfinie. — Stérilité absolue. — 1 kilog. de poudre de lait représente 10 litres de lait frais. —. Le liquide obtenu possède les mêmes propriétés que le lait et a le même goût.

Précipité blanc (*Chlorure mercureux précipité*). — Poudre blanche. — Insoluble. — Antidartreux. — Externe : pommade 1/10.

— rouge. — V. *Oxyde de mercure*.

Propionylphénétidine. — V. *Triphénine*.

Propylamine (*Triméthylamine*). — Liquide. — Soluble. — Goutte, rhumatisme. — Gouttes, de X à XXX. — Potion.

Prostate. — Prostate de taureau desséchée. — Poudre jaune. — Soluble. — Hypertrophie prostatique. — 0,10 ctg. en cap. ou tablettes 3 à 6 fois par jour.

Protargol (*Protéinate d'argent*). — Poudre jaune. — Antiseptique, antigonococcique. — Soluble 50 0/0. — Injections 0,25 à 1 0/0. — Lavages 0,50 à 2 0/0. — Collyre 2 gr. pour 10.

Protoxyde d'azote. — Gaz incolore, inodore. — Anesthésique pour les petites opérations.

Protyline (*Phosphonucléinate d'albumine*). — Poudre blanche, inodore. — Insoluble. — Donne avec le fer, le brôme et l'iode des combinaisons. — Anémie. — 3 à 4 cuillerées à café par jour.

Prunier commun. — Fruit desséché ou pruneau. — Laxatif très léger. — 50 à 200 gr.

Prussiate de fer. — V. *Ferricyanure de potasse*.

Prussique (Acide). — V. *Cyanhydrique (acide)*.

Psoralea pentaphylla (*Contrayerva* du Mexique). — Racine, graines. — Tonique, fébrifuge.

Psyllium. — Semences du plantain. — Laxatif mucilagineux. — Semences 15 à 40 gr.

Punica granatum. — V. *Grenadier*.

Purgatine (*Diacétate d'anthrapurpurine*). — Poudre jaune. — Purgatif, laxatif, synthétique, de 0,50 à 10 gr. — Colore l'urine en rouge et tache les linges en contact. — *Très irritant*.

Purgène (*Phénolphtaléine*). — Poudre jaune. — Laxatif, purgatif. — De 0,05 à 0,10 centig. — Ne donne pas de coliques.

Purgyl. — Tablettes purgatives à base d'*Hydroxphtalophénone*.

Pyoktanin. — Matières colorantes de l'aniline.

— **bleu**. — V. *Violet de méthyle*.

— **jaune**. — V. *Auramine*.

Pyoktannate d'hydrargyre. — Poudre colorée. — Contenant 55 0/0 Hg. — Favus, gonorrhée, brûlures.

Pyoktène. — V. *Pyoktanin*.

Pyoluëne (*Oxyméthylallysulfocarbimide*). — Antiseptique, ni caustique, ni acide.

Pyramidon (*Diméthyl-amido-antipyrine*). — Poudre blanche. — Soluble 1/15. — Analgésique de grande valeur. — Cachet de 0,25 centig. — 3 à 4 fois par jour.

— **(Camphorate de)**. — V. *Camphorate*.

— **(Salicylate de)**. — V. *Salicylate*.

Pyrantine (*Etoxyphénylsuccimide*). — Aiguilles incolores. - Peu soluble. — Succédané de l'antipyrine. — de 1 à 2 gr. par jour.

— **soluble** (*Phenosuccinate de soude*). — Poudre blanche. — Soluble. — Analgésique, antypyrétique. — 1 à 3 gr. par jour par 0 gr. 50.

Pyranum (*Pyrane*). — Sel sodique d'une combinaison de thymol, acide benzoïque et acide salicylique. — Poudre blanche. — Soluble 1/5. — Antirhumatismal, antinévralgique. — De 1 à 4 gr.

Pyrèthre officinal. — Racine. — Excitant, sternutatoire.

Pyridine. — Liquide volatil. — Soluble. — Asthme.
— De V à XX gouttes en inhalations.

Pyrocatéchine. Monoacétate de soude — V.
Gaïacétine.

Pyrodine. — Dérivée de la phénylhydrazine. — Poudre blanche cristallisée. — Peu soluble. — Antithermique, action à surveiller, inconstant et toxique. — De 0,10 à 0,15 ctg. par jour.

Pyrogallique (Acide) (*Pyrogallol*). — Aiguilles blanches. — Soluble 1 pour 2. — Chancres phagédéniques, psoriasis, lupus, cancroïdes. — Pommade de 5 à 20 0/0. — Teinture à 1 0/0.

Pyrogallol. — V. *Pyrogallique (Acide)*.

Pyrogallopyrine. — Combinaison du pyrogallol avec l'antipyrine.

Pyroll. — V. *Iodol*.

Pyrophosphate de fer et de soude. — Cristaux verdâtres. — Soluble. — Chlorose, anémie. — De 0,20 à 1 gr. — Pilules, sirop.

— **citroammoniacal**. — V. *Phosphate de fer*.

Pyrosal (*Salicylacétate d'antipyrine*). — Cristaux — Soluble. — Se dédouble dans l'économie. — Antipyrétique, antinévralgique. — Usage interne de 0 gr. 25 à 0,50 centigr., 4 à 5 fois par jour.

Q

Quassia. — Plante d'Amérique. — Bois. — Tonique, fébrifuge, stomachique. — Extrait, de 0,20 à 0,50 ctg. — Infusé 5 0/00. — Poudre 1 à 5 gr.

Quassine amorphe.— Alcaloïde du *Quassia.*—Poudre jaune. — Soluble 1/400. — Augmente la sécrétion salivaire, du foie, des reins. — De 25 millig. à 0,20 centig. — Cachets, pilules.

— cristallisée. —Cristaux blancs. — Soluble. — Mêmes usages. — 2 milligr. à 2 cent.

Quatre fleurs. — V. *Fleurs pectorales.*

Québrachine. — Alcaloïde de l'*Aspidosperma Quebracho*. — Provoque l'hypersécrétion des reins, des glandes salivaires et intestinales. — De 0,05 à 0,10 ctg. — Employé avec prudence.

Quebracho bianco (*Aspidosperma*). — Plante d'Amérique. — Ecorce. — Fébrifuge. — Affections pulmonaires. — Extrait de 0,10 à 0,20 ctg. — Poudre de 0,30 à 0,50 ctg. — Teinture au 1/5 de 2 à 4 gr.

Quillaia saponaria (*Bois de panama*). — Plante d'Amérique. — Ecorce. — Diurétique; comme expectorant, décoction 5/200.

Quinaphénine (*Phénétidicarbamate de quinine*). — Poudre blanche sans saveur. — Peu soluble. — Coqueluche. — Antipyrétique, antirhumatismal. — De 0,50 à 0,20 ctg., jusqu'à 2 gr. par jour.

Quinaphtol (*Sulfonaphtolate de quinine*). — Poudre jaune. — Insoluble. —Antiseptique, antipyrétique.— N'agit que dans l'intestin. — 0 gr. 50 en cachets.

Quinaseptol. — V. *Diaphol.*

Quinasol. — V. *Diaphol.*

Quinate de formine. — V. *Quinoformine.*

— de lithine. — Lithine et acide quinique. — Goutte, gravelle. —Cachets 0,50 à 2 gr. par jour.

Quinate de pipérazine. — V. *Sidonal*.

Quinéthyline. — Dérivé de la quinine.

Quinidine. — Alcaloïde du quinquina. — Sulfate. — Soluble 1/100. — Succédané du sulfate de quinine.

Quinine. — Alcaloïde du quinquina. — Aiguilles blanches. — Presque insoluble. — Fébrifuge, antipériodique, antipyrétique. — De 0,05 à 1 gr. 50 par jour.

Sels de quinine

	Solubilité à + 15° 1 gr. est soluble dans	Quantité de quinine contenue dans 1 gr.
Arséniate................	peu	0,710
Bromhydrate neutre........	7 gr.	0,600
— basique........	60	0,766
Chlorhydrate neutre........	0,66	0,846
— basique........	25	0,817
Chlorhydro-sulfate.........	1	0,590
Glycéro-phosphate basique.	353	0,686
Lactate basique............	42	0,782
— neutre............	3	0,642
Salicylate basique.........	880	0,687
Sulfate neutre.............	11	0,594
— basique..........	680	0,743
Tannate...................	Insol.	0,200
Valérianate...............	110	0,780

N. B. — Tous les sels de quinine ont les mêmes propriétés que la quinine, les sels basiques sont neutres au tournesol et peu solubles, les sels neutres sont acides au tournesol et très solubles, sels acides de l'ancienne nomenclature.

— (**Arséniate de**). — Cristaux blancs. — Peu soluble. — De 5 à 10 milligr.

Quinine (Bromhydrate de) (*Bromhydrate basique*). — Aiguilles blanches. — Soluble 1/60. — Comme le sulfate.

— **(Dibromhydrate de)** (*Bromhydrate neutre*). — Aiguilles blanches. — Soluble 1/7. — Comme le sulfate. — Solution pour injection hypodermique 1/9.

— **(Chlorhydrate basique de)** (*Monochlorhydrate*). — Aiguilles blanches. — Soluble 1/25. — Contient 81.71 de quinine.

— **(Chlorhydrate neutre de)** (*bi-chlorhydrate*). — Aiguilles blanches. — Soluble 1/0,66. — Contient 81.61 0/0 de quinine. — Injections hypodermiques.

— **(Chlorhydrosulfate de)**. — Poudre blanche. — Cristallisé. — Soluble dans son poids d'eau. — 74 0/0 de quinine. — Malaria, céphalalgies nerveuses. — Cachets, potion, injections hypodermiques.

— **créole**. — V. *Phyllanthus niruri*.

— **(Éosolate de)**. — Sel de quinine neutre de la trisulfoacétylcréosote. — Insoluble. — Malaria. — Pilules de 0,01 ctg. — 2 à 6 par jour.

— **(Glycérophosphate basique de)**. — Aiguilles blanches. — Presque insoluble. — Contient 72,64 0/0 de quinine.

— **(Lactate basique de)**. — Aiguilles. — Soluble 1/10. — Contient 78,26 0/0 de quinine.

— **(Lactate neutre de)**. — Cristaux plats. — Soluble 1/2,2. — Injections hypod.

— **(Méthylarsinate de)**. — Aiguilles blanches. — Peu soluble. — Fièvre des pays chauds. — De 0,05 à 0,20 ctgr.

Quinine (Salicylate basique de). — Aiguilles blanches. — Peu soluble. — 1/880.

— **(Salicylate neutre de)**. — Aiguilles blanches. — Soluble. — Contient 64 0/0 de quinine.

— **(Sulfate basique de)**. — Aiguilles blanches. — Soluble 1/680. — Antipériodique, fébrifuge, 0,50 à 2 gr. et plus. — Contient 74,31 0/0 de quinine.

— **(Sulfate neutre de)** (*Sulfate acide*). — Aiguilles blanches. — Soluble 1/11. — Contient 59,12 0/0 de quinine.— Sauf indications, employer le sulfate basique.

— **Sulfovinate basique de)**. — Sel blanc cristallisé. — Contient 72 0/0 de quinine. — Solutions altérables.

— **(Tannate de)**. — Poudre jaune. — Peu soluble. — Contient 20 0/0 de quinine. —Sueurs des phtisiques.

—**(Uréochlorhydrate de)**.—Poudre blanche. —Soluble. — Paludisme. — Injections hypod. de 0,60 à 1 gr. — Cachets de 0,60 à 1 gr. 20 par jour.

— **(Valérianate basique de)**. — Écailles blanches. — Soluble 1/110. — Contient 73 0/0 de quinine. — Antinévralgique 0,25 à 0,50 ctg. — 2 à 3 fois par jour.

Quinique (Acide). — V. *Urosine*.

Quinium. — Extrait alcoolique du quinquina par la chaux. — Brun noir. — Pas très soluble. — Tonique, fébrifuge 1 à 2 gr. — Vin à 5 pour 0/00; 100 gr. par jour.

Quinoamyne. — Dérivé de la quinine.

Quinochloral (*Chinoral*). — Liquide huileux. — Soluble. — Hypnotique, antiseptique. — Capsules de 0,05 à 1 gr. par jour.

Quinoformine. — Combinaison d'urotropine et d'acide quinique. — Antiseptique des voies urinaires. — 2 à 4 gr. par jour par doses de 0 gr. 50.

Quinoïdine (*Quinine brute*). — Substance complexe. — Fébrifuge. — Peu usité.

Quinoléine. — Alcaloïde liquide retiré de la quinine et du goudron. — Peu soluble.

Quinopropyline. — Dérivé de la quinine.

Quinopyrine. — Combinaison de quinine 3 et d'antipyrine 2. — Soluble 1 pour 2. — Antithermique. — Injections indolores provoquant des indurations.

Quinoral (*Chinoral*). — Mélange d'un sel de quinine et de chloral. — Antiseptique.

Quinosal (*Chinosol, Oxyquinoline sulfonate de potasse*). — Poudre jaune. — Antiseptique obstétrical. — Solution 1 à 2 0/00.

Quinquina gris (*Quinquina loxa*). — Tonique, fébrifuge. — Contient plus d'alcaloïdes que les deux autres. — Extrait de 1 à 4 gr. — Macération 15 0/00. — Vin 40 0/00. — Teinture 5 à 20 gr.

— **jaune** (*Quinquina calisaya*). — Ecorce plus jaune. — Moins riche. — Mêmes usages.

— **rouge** (*Quinquina succirubra*). — Ecorce rouge. — Peu active.

R

Racahout. — Produit alimentaire à base de cacao.

Racine du Congo. — V. *Petiveria alliacea*.

Racine jaune (*Daucus carota*). — Remède populaire contre la jaunisse.

Radium. — Métal. — Poids atomique très élevé 258. — Donne des émanations qui servent en médecine au traitement des cancers, lupus, et ont un pouvoir physiologique destructeur.

Raifort. — Plante d'Europe. — Racine. — Antiscorbutique. — Sirop 20 à 50 gr.

Ranodine. — Albumine retirée des œufs de grenouille.

Ratanhia. — Plante d'Amérique. — Racine. — Astringent.—Extrait de 0 gr.60 à 5 gr.—Infusé 20 0/00. — Sirop, de 10 à 50 gr. — Teinture de 5 à 20 gr.

Rate du bœuf. — V. *Spléniferrine*.

— du cheval (*Extrait autolysé de*). — Contient une grande quantité de fer. — Le principe actif, en injections hypodermiques, donne les meilleurs résultats dans les ménorragies profuses, les métrorragies. — N'a aucune action sur le cancer. — Son action diffère de l'adrénaline, car elle n'influence pas les vaisseaux. En application locale, il n'a aucun effet hémostatique.

— du mouton ou du porc. — Anémie, chlorose, irrégularité des règles, inappétence.—Extrait aqueux en injections hypodermiques. — Poudre sèche au 1/5, de 0,25 à 0,75 ctg. par jour.

Réalgar. — V. *Sulfure rouge d'arsenic*.

Réglisse (*Glycyrrhiza glabra*). — Plante d'Europe. — Racine.— Adoucissant, édulcorant. — Infusé de 10 à 50 0/00. — Pâte, pastilles *ad libitum*.

Reine des prés. — V. *Ulmaire*.

Reins (*Rognons du mouton ou du porc*). — Préconisé contre les néphrites. — Poudre sèche représentant 6 fois son poids — 0,20 ctg. en cachets ou pastilles. — De 5 à 6 fois par jour.

Rénaline. — V. *Adrénaline*.

Renouée. — Plante d'Europe. — Plante. — Astringent. — Infusé 50 0/00.

Resaldol. — Produit de condensation du sanoforme avec la résorcine. — Diarrhées. — De 3 à 5 gr. par jour.

Résine de Kaori. — V. *Kaori*.

Résopyrine. — Combinaison de résorcine et d'antipyrine.

Résorcine (*Dioxybenzine*). — Prismes incolores. — Soluble. — Antipyrétique. — Ulcères syphilitiques, angines. — Interne : de 2 à 5 gr. — Externe : pommade, solution 1/10.

Résorcino-acétate de mercure. — Poudre cristalline, jaune foncé. — Insoluble. — Syphilis. — Injections hypodermiques huileuses.

Résorcinol. — Poudre brune. — Combinaison d'iodoforme et de résorcine. — Soluble. — Ulcères, dermatoses. — Pommade de 2 à 4 pour 30.

Rétinol (*Rosinol*). — Hydrocarbure liquide, provenant de la distillation de la colophane. — Gonorrhée, métrites, brûlures.

Rhamnus alaternus (*Alaterne*). — Laxatif. — Inusité.

— **frangula.** — V. *Bourdaine*.

— **purshianus.** — V. *Cascara Sagrada*.

Rhéine. — V. *Chrysophanique* (*Acide*).

Rheumatine (*Salicylate de saloquinine*). — Con-

tient 55 0/0 de quinine. — Aiguilles blanches. —
Insipide. — Presque insoluble. — Antirhumatismal.
—1 gr. 3 fois par jour, avec suspension tous les 4 ou
5 jours.

Rhinacanthus communis. — Plante. — Racine.—
Impétigo.— Poudre mélangée avec du jus de citron.

Rhodonate de quinoléine et de bismuth. — V.
Crurine.

Rhubarbe de Chine. — Plante d'Asie. — Racine.
— Laxatif, purgatif. — Extrait de 0,10 à 0,50 ctg.
— Poudre de 0,25 à 2 gr. — Sirop de 10 à 50 gr.
— Teinture 5 à 10 gr.

Rhus aromatica (*Sumac odorant*). — Arbuste d'A-
mérique. — Incontinence d'urine, due à l'atonie vési-
cale, diabète. — Extrait fluide, de X à L gouttes.—
Poudre, 2 gr. 50.

— **radicans** (*Sumac vénéneux*). — Plante. — Paraplégie.— Poudre de 0,05 à 0,25 ctg.— Extrait de 0,20
à 2 gr.

Ricin. — Plante d'Europe et d'Afrique. — Huile retirée des semences. — Purgatif de 10 à 60 gr.

Ricine. — Protéide du ricin. — Très toxique. —
Sert à préparer un vaccin, qui, injecté, immunise les
animaux contre l'intoxication produite par les graines de ricin.

Ricinine.—Principe actif retiré des graines de ricin.

Riz. — Plante d'Asie. — Semences. — Emollient, an-
ti-diarrhéique. — Décoction 40 0/00. — Farine en
cataplasmes.

Rodagène.—Préparation faite avec du lait de chèvres

privées de leur glande thyroïde. — Goître exophtalmique.

Romarin (*Rose marine*). — Plante d'Europe.—Sommités.— Stomachique, stimulant.— Infusion 20 0/00. — Essence IV gouttes.

Ronce sauvage (*Ronce noire*). — Plante.—Feuilles. Astringent. — Infusion 20 à 30 0/00.

Rosaniline (Chlorhydrate de). — V. *Fuchsine*.

Rose marine. — V. *Romarin*.

— **rouge** (*Rose de Provins*). — Plante d'Europe. — Pétales. — Astringent. — Infusé 20 0/00.

— **sauvage** (*Eglantier*). — Le fruit, cynorrhodon, est la base de la conserve de rose ou de cynorrhodon.

Rosinol. — V. *Rétinol*.

Rue. — Plante d'Europe. — Plante fleurie. — Excitant nervin, emménagogue actif. — Essence I à X gouttes.— Poudre de 0,50 à 1 gr.— Infusion 1 0/00.

Rumex acutus. — V. *Patience*.

Rusma. — Pâte épilatoire des Turcs. — Mélange de chaux et d'orpiment.

S

Sabine. — Plante d'Europe. — Feuilles, sommités. — Vermifuge, emménagogue actif, escharotique. — Essence, de I à X gouttes. — Extrait de 0,10 à 0,20 ctg. — Poudre de 0,50 à 1 gr.

Sabline rouge. — V. *Arenaria*.

Saccharate de chaux. — Poudre blanche. — Soluble.—Topique des brûlures par le feu ou les acides.

Saccharate de soude. — Poudre blanche. — Soluble dans l'eau. — Solutions pour transfusion 0,033 0/0. — 250 cc³.

Saccharinate d'antipyrine.— Poudre blanche. — Assez soluble. — Peu employé.

Saccharine (*Benzoïl-sulfonic-imide, Sucre de houille*). — Poudre blanche. — Soluble 1/335. — Pouvoir sucrant de 3 à 500 fois. — Sucre des diabétiques. — De . 0,05 à 0,10 ctg. en comprimés de 0,025 avec addition de bicarbonate de soude.

Safran. — Plante d'Europe. — Fleurs, les divisions stigmatifères du pistil. — Stimulant emménagogue. — Infusé, de 1 à 10 gr. 0/00. — Poudre de 0,20 à 2 gr. — Sirop de 20 à 60 gr.

— du mars apéritif. — V. *Oxyde de fer.*

Sagapenum.—Gomme résine.—Excitant. —Interne : de 0,10 à 1 gr. — Externe : q. v. pour emplâtres.

Sagou (*Fécule du sagoutier*). —Analeptique.— Potages.

Sainbois. — V. *Garou.*

Salacétol (*Salicylacétol, Ether acétol-salicylique*).—Produit de l'action du monochloracétone sur le salicylate de soude. — Aiguilles. — Insoluble. — Antiseptique intestinal, antirhumatismal. — De 2 à 3 gr. par jour.

Salacréol. — Liquide huileux. — Obtenu par l'action de l'acide salicylique sur la créosote.— Insoluble.— Angines.

Salep. —Farine retirée de diverses orchidées. — Analeptique. — Interne : en gelée.

Salibromine (*Salicylate de méthyle bibromé*). — Poudre blanche. — Insoluble. — Antirhumatismal, antipyrétique. — 0 gr. 50 de 2 à 3 fois par jour.

Salicaire. — Plante d'Europe. — Tige, fleurs. — Astringent. — Infusé 50 0/00.

Salicine (*Alcaloïde du saule blanc*). — Cristallisé. — Soluble. — Fébrifuge 1 à 4 gr.

Salicyl phénacétine. — V. *Malacine.*

Salicylacétate d'antipyrine. — V. *Pyrosal.*

— de phénacétine. — V. *Phénosal.*

Salicylacétol. — V. *Salacétol.*

Salicylamide. — Amide de l'acide salicylique. — Succédané des salicylates. — De 0,10 à 1 gr.

Salicylanilide. — V. *Salifébrine.*

Salicylarsinate de mercure (*Enésol*). — Sel amorphe. — Soluble 0,04 pour 1 gr. — Combinaison d'acide méthylarsinique avec le salicylate basique de mercure. — Teneur 38,46 0/0 Hg. — Syphilis. — Injection intra-musculaire de 1 à 2 cc^3 d'une solution à 3 0/0. — Indolore.

Salicylate d'acétylparamidophénol. — V. *Salacétol.*

— d'amyle (*Amylénol, Ether amyl-salicylique*). — Liquide incolore. — Odeur agréable. — Insoluble. — Soluble dans l'alcool. — Anti-rhumatismal. — Badigeonnages X à XXX gouttes. — Intérieur : 2 à 3 gr.

— d'antipyrine. — V. *Salipyrine.*

— de bismuth. — Poudre blanche. — Insoluble. — — Antidiarrhéique, antiseptique. — Mêmes usages que le sous-nitrate de bismuth. — De 2 à 10 gr.

Salicylate de crésylol (*Crésalol*). — Cristallisé. — Insoluble. — Succédané du salol. — Antisepsie intestinale.

— **de didyme**. — V. *Dymal*.

— **de formine**. — V. *Saliformine*.

— **de guéthol**. — V. *Guéthol*. — Mêmes propriétés.

— **d'hexaméthyltétramine**. — V. *Saliformine*.

— **de lithine**.— Poudre blanche.— Soluble. — Gravelle urique, goutte. — De 0,50 à 2 gr. — Paquets, cachets.

— **de mercure neutre**. — Contient 42 0/0 Hg. — Cristallisé. — Soluble. — Syphilis. — Injections douloureuses.

— — **basique**. — Poudre blanche. — Contient 19 0/0 de salicylate dissimulé— Insoluble. — Antiseptique. — Syphilis. — Injections huileuses. — Pilules de 0,05 à 0,20 ctg. par jour.

— **de méthyle** (*Essence de Winter Green*). — Essence synthétique. — Antirhumatismal. — Applications de 1 à 10 gr.

— — **bibromé**. — V. *Salibromine*.

— **de naphtol**. — V. *Salinaphtol*.

— **de nicotine**. — V. *Eudermol*.

— **de phénocolle**. — V. *Salocolle*.

— **de phénol**. — V. *Salol*.

— **de pyramidon**. — Poudre blanche. — Peu soluble. — Rhumatisme aigu et chronique. — De 0,50 à 0,75 ctg. par jour.

— **de quinine basique**. — Aiguilles blanches. — Soluble 1/900. — Mêmes propriétés que la quinine.

— — **neutre**. — Soluble. — Mêmes propriétés que le sulfate.

Salicylate de saloquinine. — V. *Rheumatine*.

— **de soude**. — Lamelles blanches. — Très soluble.
— Antirhumatismal. — Érisypèle. — De 2 à 6 gr. —
Potion, sirop, cachets.

— **de soude et lithine**. — V. *Urophérine*.

— **de soude et théobromine**. — V. *Diurétine*.

— **de strontium**. — Sel blanc. — Peu soluble. —
Rhumatisme chronique. — Cachet de 0,25 ctg. 4 fois
par jour.

— **de tolypyrine**. — V. *Tolysal*.

— **d'urée**. — V. *Ursal*.

— **d'urotropine**. — V. *Saliformine*.

Salicylique (Acide). — Aiguilles blanches. — Soluble 1/500. — Antiseptique. — Interne : 1 à 4 gr. —
Externe : pommade au 1/10. — Solution 1/50.

Salicylparaphénétidine. — V. *Malacine*.

Salifébrine (*Salicylanilide*). — Combinaison de
l'acide salicylique et de l'acétanilide. — Poudre
blanche. — Insoluble. — Antipyrétique, antinévralgique. — Comme l'acétanilide.

Saliformine (*Salicylate de formine, Salicylate d'urotropine*. — Poudre blanche. — Soluble dans l'eau.
— Dissolvant de l'acide urique. — De 0,50 à 2 gr.
par jour.

Saligallol. — V. *Pyrogallol*.

Saligénine (*Phénylformaldéhyde*). — Cristallisé. —
Soluble. — Antithermique. — De 0,25 à 4 gr. par jour.

Salinaphtol (*Salicylate de naphtol, bétol*). — Poudre
blanche, sans odeur. — Insoluble. — Antipyrétique. — Succédané du salol. — De 1 à 2 gr.

Salipyrazoline. — V. *Salipyrine*.

Salipyrine. — Combinaison de l'acide salicylique et de l'antipyrine.— Poudre blanche. — Soluble 1/250. — Antipyrétique. — Rhumatisme, névralgies. — De 0,50 à 2 gr. par jour.

Salisol. — Vasogène salicylaté à 10 0/0.

Salitannol. — Poudre blanche amorphe. — Insoluble. — Antiseptique. — Succédané de l'iodoforme.

Salocolle (*Salicylate de phénocolle*). — Peu soluble. — Antinévralgique, de 1 à 2 gr. antipyrétique de 0,50 à 2 gr.

Salol (Salicylate de phénol). — Poudre cristalline. — Insoluble.— Soluble alcool 1/11. — Antinévralgique, antiseptique des voies urinaires.-- De 1 à 6 gr. — Externe : pour pansements.

— **camphré**. — Mélange de camphre 3 gr. et de salol 2 gr. — Liquide huileux. — Antiseptique.

Salophène (*Ether salicylique de l'acétyl paramidophénol*). — Cristaux blancs. — Insoluble. — Soluble dans alcool. — Antiseptique intestinal. — Céphalées, rhumatisme. — De 2 à 6 gr.

Saloquinine (*Ether salicylique de la quinine*). — Cristaux blancs. — Insipide.— Insoluble. — Soluble dans alcool. —2 gr. correspondent à 1 gr. de quinine. — De 2 à 4 gr. par jour. — Contient 73 0/0 de quinine.

Salosantal. — Solution de salol 30 0/0 dans l'essence de santal. — Antiblennorrhagique.

Salozone. — V. *Salipyrine*.

Salpêtre. — V. *Nitrate de potasse*.

Salsepareille. — Plante d'Amérique. — Racine. — Stimulant, dépuratif. — Extrait de 1 à 5 gr. — Infusé 60 0/00.

Salubrol. — Dérivé tétrabromé de la formopyrine. — Peu soluble. — Antiseptique externe.

Sambucine. — Extrait sirupeux de sureau. — Préparé avec de l'écorce fraîche. — Succédané de la digitale. — De 10 à 15 gr. par jour.

Sanatogène. — Poudre blanche. — Obtenue par dessiccation du caséinate de lait sodé dans le glycérophosphate de soude. — Préparation alimentaire.

Sanatol. — Mélange de corps phénoliques (crésols), solubilisés par l'acide sulfurique. — Liquide noir. — Désinfectant.

Sandaraque. — Résine du *Callitris*. — Insoluble. — Base de vernis pour la peau.

Sang dragon. — Résine du fruit du *Calamus*. — Poudre rouge. — Astringent, hémostatique. — De 1 à 10 gr.

Sanguinarine. — Alcaloïde du *Sanguinaria*. — Insoluble. — Stimulant, tonique, purgatif à hautes doses. — De 0,02 à 0,05 ctg.

Sanoforme (*Di-iodo-salicylate de méthyle, sémoforme*). — Cristaux blancs. — Soluble alcool. — — Non toxique. — Antiseptique externe. — Succédané de l'iodoforme.

Sanône. — Combinaison d'albumose et de caséine.

Santal jaune ou **citrin**. — Plante d'Asie. — Bois. — Essence employée contre la blennorrhagie. — De 1 à 8 gr. par jour. — Capsules.

Santhéose (*Théobromine combinée*). — Se présente

sous trois formes : *Phosphatée, lithinée, caféinée.* — 2 à 4 cachets par jour au moment des repas.

Santonine. — Principe actif du *Semen contra.* — Cristaux blancs. — Soluble 1/300. — Vermifuge, de 0,02 à 0,25 ctg. suivant l'âge.

Sapin argenté. — Bourgeons provenant surtout du pin sylvestre. — Béchique, anticatarrhal. — Infusé 20 0/00.

Sapodermine. — Savon à base de caséinate d'hydrargyre. — Teneur en Hg. 7 0/0. — Couleur verte. — Très soluble. — Acné, sycosis, furonculose, eczémas. — Laisser sécher la mousse sur la peau.

Sapolan. — Onguent à base de naphte. — Dermatoses.

Saponaire. — Plante d'Europe. — Plante. — Dépuratif, sudorifique. — Infusé 20 à 30 0/00. — Sirop de 20 à 60 gr.

Saponal. — Combinaison de naphte, lanoline et savon.

Saponarine. — Glucoside de la saponaire.

Sapote blanco. — V. *Casimiroa edulis.*

Sarcocephalus esculentus. — V. *Doundaké.*

Sarracenia purpurea (*Sarracénie*). — Plante d'Amérique. — Racine. — Variole, rougeole. — Décocté 20 0/00. — Extrait fluide de 20 à 30 gr.

Sarracénine. — Alcaloïde du *Sarracenia.*

Sassafras. — Arbre d'Amérique. — Racine. — Ecorce. — Sudorifique, carminatif. — Décocté 30 0/00.

Sassy. — V. *Erythrophlœum guineense.*

Satranabe. — Moelle du palmier *Medenia nobilis* (Madagascar). — La moelle séchée constitue un aliment des plus riches en substances albuminoïdes. — Supérieur à la pomme de terre et au manioc.

Sauge. — Plante d'Europe. — Fleurs. — Stimulant, tonique. — Infusé 10 0/00.

Saule blanc. — Arbre d'Europe. — Ecorce. — Astringent, fébrifuge.

Savon amygdalin. — Savon médicinal. — Préparé avec l'huile d'amandes douces.

— animal. — Savon préparé avec la graisse de veau.

— de Marseille (*Savon du commerce*). — Sert à préparer les suppositoires de savon.

Savonal. — Savon de potasse neutre, glycériné.

Scabieuse. — Plante d'Europe. — Fleurs, feuilles.— Affections de la peau. — Infusé 20 0/00.

Scammonée. — Suc concret de la racine du *Convolvulus*. — Purgatif drastique, hydragogue. — Poudre, de 0,50 à 1 gr. — Résine 0,40 à 0,80 ctg.

Sceau de Salomon. — Rhizome. — Astringent. — Pulpe en topique.

Schinus molle.— Plante d'Afrique et d'Amérique.— La résine, sous le nom de *mastic américain*, est purgative.

Schistinol.— Produit noir pâteux retiré de roches bitumineuses de l'Ain. — Maladies cutanées, gynécologie, rhumatisme, tuberculose. — Onguents, pommades, capsules de 0,10 à 0,20 ctg.

Scille (*Oignon marin*). — Plante d'Europe.— Bulbe. — Diurétique, excitant, expectorant. — Extrait de 0,02 à 0,20 ctg.— Oxymel de 15 à 30 gr. — Poudre de 0,10 à 0,30 ctg. — Vin de 10 à 60 gr.

Scillitine. — Principe actif de la scille.— Inusité.

Scolopendre. — Fougère d'Europe. — Fronde. — — Astringent léger. — Infusé 10 0/00.

Scoparine. — Alcaloïde du genêt, se trouve dans les fleurs. — Corps jaune. — Peu soluble. — Diurétique. — S'emploie sous forme de suc frais de fleurs.

Scopolamine. — Alcaloïde du *Scopolina atropoïdes.* — Mydriatique. — Le bromhydrate en solution au 1 0/00 est 5 fois plus fort que l'atropine.

Scopoléine. — Alcaloïde du *Scopolina.* — Liquide visqueux. — Peu soluble. — Agit comme l'atropine.

Scopolina atropoïdes. — Plante. — Contient la *Scopolamine.*

Scordium. — Plante d'Europe. — Plante. — Amer. — Entre dans le diascordium.

Scutellarine. — Principe actif du *Scutellaria.* — Amer.

Secrétine. — Extrait de macération acide de la muqueuse duodénale.

Seigle (*Secale cereale*). — Semences. — Résolutif. — Aliment. — Farine en cataplasmes.

— **ergoté.** — V. *Ergot de seigle.*

Sel de Boutigny (*Chlorbiodure de Hg.*). — Cristaux rouges. — Insoluble. — Antisyphilitique. — De 0,005 à 0,01 ctg. — Pommade 0 gr. 50 pour 50 gr.

— **Duobus.** — V. *Sulfate de potasse.*

— **d'Epsom.** — V. *Sulfate de magnésie.*

— **de Glauber.** — V. *Sulfate de soude.*

— **de Grégory** (*Chlorhydrate double de morphine et de codéine*). — Cristaux blancs. — Soluble. — Calmant, sédatif. — De 0,01 à 0,05 ctg.

— **d'oseille.** — V. *Oxalate de potasse.*

— **de Sedlitz.** — V. *Sulfate de magnésie.*

— **de Seignette.** — V. *Tartrate de potasse et de soude.*

— **végétal.** — V. *Tartrate de potasse neutre.*

Séléniate de soude. — Cristallisé. — Soluble. — Poison du sang. — Peu employé.

10.

Sélénite de soude. — Cristallisé. — Soluble. — Poison du sang. — Peu employé.

Sélin des marais. — Plante d'Europe. — Herbe, racine. — Epilepsie. — Poudre de racine, de 1 à 5 gr.

Sémen contra (*Artémises exotiques*). — Capitule. — Vermifuge lombricoïde. — Poudre de 1 à 3 gr. — Infusé 12 0/00.

Sémoforme. — V. *Sanoforme.*

Séné. — Plante d'Afrique. — Feuilles et follicules. — Purgatif. — Infusion 10 à 30 0/00. — Poudre, de 4 à 10 gr. — Sirop de 15 à 30 gr.

Sénécine. — Alcaloïde du *Senecio vulgaris.*

Senecio canicida (*Yerba de la Puebla*). — Plante du Mexique. — Plante. — Epilepsie, hystérie, éclampsie. — Poudre de 2 à 6 gr. par 24 heures.

— jacobæa (*Jacobée*). — Plante d'Europe. — Troubles menstruels, aménorrhée. — Extrait fluide de 20 à 40 gouttes.

— vulgaris (*Séneçon vulgaire*). — Plante d'Europe. — Emménagogue. — Aménorrhée. — Extrait mou de 1 à 2,50 par jour. — Extrait fluide de 2 à 4 gr.

Sepsicalytine. — Extrait brun retiré du *Manihot.* — Peu soluble. — Antiseptique.

Septoforme. — Combinaison de formol avec terpène. — Désinfectant, antiseptique; solution 3 0/0. — Désodorisant; solution à 5 0/0.

Serpentaire. — V. *Aristoloche.*

Serpolet (*Thymus Serpyllum*). — Plante d'Europe. — Fleurs. — Excitant, aromatique. — Infusé 10 0/00.

Sérum antidiphtérique. — Injections hypodermiques. — 5 cent. cubes comme préventif. — La maladie déclarée, 10 à 20 cent. cubes. — Répéter, si c'est nécessaire.

Sérum antidysentérique. — Serum obtenu en immunisant des animaux (cheval, lapin), avec des cultures de bacilles dysentériques. — Dose 20 à 40^{cc3} ; jusqu'à 7 doses, soit 140^{cc3} dans les cas graves.

— **antipesteux**. — Préventif et curatif. — 10 cent. cubes, comme préventif. — Si la maladie est déclarée, 20 à 30 cc.

— **antistaphylococcique**. — Affections à staphylocoques.

— **antistreptococcique**. — A la dose de 20 c. cubes pour toutes les affections streptococciques. — Renouveler toutes les 12 ou 24 heures.

— **antitétanique**. — Surtout comme préventif chez les sujets atteints de traumatisme. — 10 cent. cubes, renouveler à 8 jours d'intervalle. — Sec et pulvérisé, pour pansement des plaies traumatiques ayant été en contact avec de la terre, du fumier, etc.

— **antivariolique**. — Préventif de la variole. — En cas d'insuccès, renouveler.

— **antivenimeux**. — 1 gr. sérum sec ou 10 c. cubes de sérum liquide. — Morsures de vipère, cobra, naja.

— **Blondel**. — V. *Lactosérum*.

— **gélatiné**. — Usage externe ou interne. — Anévrisme de l'aorte, épistaxis, métrorrhagies. — Injection hypod. — Solution à 20/0. — Interne : solution à 5 0/0.

— **de lait de vache stérilisé**. — V. *Lactosérum*.

Sérums divers.

	Acide phénique	Chlorure de sodium	Phosphate de soude	Sulfate de soude	Carbonate de soude	Bicarbonate de soude	Sulfate de potasse	Lactate de soude	Chlorure de potassium	Glycérine	Chlorate de soude	Gélatine	Chlorure de calcium	Eau de mer eau distillée	Iode	Iodure de potassium	Soude caustique	Eau
Choron	1	3	4	7	—	—	—	—	—	—	—	—	—	—	—	—	—	100
Hayem 1	—	5	—	10	—	—	—	—	—	—	—	—	—	—	—	—	—	1.000
Latta	—	3	—	—	—	—	—	—	—	—	—	—	—	—	—	—	—	3.400
Cantani	—	4	—	—	[illegible]	—	—	—	—	—	—	—	—	—	—	—	—	1.000
Kronecker	—	6	—	—	0.10	—	—	—	—	—	—	—	—	—	—	—	—	1.000
Roussel	—	—	50	—	—	—	—	—	—	—	—	—	—	—	—	—	—	1.000
Huchard	—	5	10	2.5	—	—	—	—	—	—	—	—	—	—	—	—	—	100
Sapelier	—	60	4.5	—	31	—	3.5	—	5	—	—	—	—	—	—	—	—	1.000
Schwartz	—	6	—	—	—	—	—	—	—	—	—	—	—	—	—	—	11 gout.	1.000
Hérard	—	4.5	1.25	—	—	—	—	—	0.25	—	0.50	—	—	—	—	—	—	1.000
Huchard Cons.	1.5	5	10	2.5	—	—	—	—	—	—	—	—	—	—	—	—	—	100
Schiess	—	75	—	—	—	50	—	—	—	—	—	—	—	—	—	—	—	1.000
Crocq	—	—	2	—	—	—	—	—	—	—	—	—	—	—	—	—	—	100
Luton	—	—	4	10	—	—	—	—	—	—	—	—	—	—	—	—	—	400
Mathieu	—	1	4	6	—	—	—	—	—	20cc	—	—	—	—	—	—	—	q.s.p %
Dujardin B.	—	3.10	0.50	—	—	—	1	1	—	—	—	—	—	—	—	—	—	1.000
Vandevelde	—	3	3	—	2.5	—	2	—	3	—	—	—	—	—	—	—	—	100
Bardet	0.50	1	3	2	—	—	—	—	—	—	—	—	—	—	—	—	—	100
Leclerc	—	4	0.50	0.50	—	—	—	—	—	—	—	—	—	—	—	—	—	100
Sydenham	—	6	—	—	—	1	—	—	—	—	—	—	—	—	—	—	—	1.000
Trunececk	—	4.12	0.15	0.44	0.21	—	0.40	—	—	—	—	—	—	—	—	—	—	100
Hayem 2	—	7.5	—	—	—	—	—	—	—	—	—	—	—	—	—	—	—	1.000
Carnot	—	—	—	—	—	—	—	—	—	—	—	5.0	10	—	—	—	—	1.000
Quinton	—	—	—	—	—	—	—	—	—	—	—	—	—	P.E.	—	—	—	—
Renzi	—	6	—	—	—	—	—	—	—	—	—	—	—	—	1	3	—	1.000

Sésame (*Sesamum orientale*). — Plante du Sénégal, des Indes. — L'huile des graines est comestible et constitue l'huile blanche employée en pharmacie.

Sethia acuminata.— Feuilles.— Vermifuge.—Poudre de 0,50 à 1 gr.

Shutaké. — Champignon comestible du Japon.

Sidonal (*Quinate de pipérazine*). — Poudre blanche. — Soluble. — Diathèse urique, goutte. — Paquets, cachets. — De 5 à 8 gr. par jour.

Siegesbeckia orientalis.—Plante d'Asie.— Plante. — Dépuratif, sudorifique. — Dartres, herpès. —Extrait 0,60 ctg. par jour. —Teinture 1/8, de 2 à 4 gr.

Silberol (*Sulfophénylate d'argent*). — Antiseptique. —Peu caustique.—Blennorrhagie, ophtalmologie. — Solution à 2 0/00.

Silicate de potasse. — Solution du Codex. — Appareils inamovibles.

Silicio-fluorure de mercure. — Cristaux blancs.— Soluble. — Antiseptique. — Moins toxique que le sublimé. — Solution 1 à 2 0/00.

Simaba cedron.— Arbre de la Guyane.—V. *Cédron*.

Simaruba amara (*S. officinalis. S. Quassia*). — Arbre de la Guyane. — Tonique. — Dysenterie chronique, estivale. — Décoction, de 2 à 5 gr. par jour.

Sinoulo. — Plante du Pérou. — Stimulant, hypnotique.—Epilepsie.—Extrait fluide 9 à 12 gr. par jour.

Sinapisine. — Alcoolat de moutarde composé. — Odeur agréable. — Ne tache pas la peau.—Rhumes, douleurs, tuberculose. — Badigeonnages.

Siroline. — Préparation renfermant les principes actifs du goudron de houille.

Smilacine. — Principe contenu dans la salsepareille. — Blanc cristallisé. — Mousse beaucoup.

Sodium. — Métal peu employé.

Soja hispida. — Plante du Japon. — Légumineuse acclimatée, comme aliment. — Diabète. — Pain, farine.

Solanine. — Principe actif de la morelle, de la douce-amère, etc. — Cristallisé. — Peu soluble. — Névralgies, névrite — De 0,10 à 0,30 ctg. par jour.

Soldanelle (*Calystegia soldanella*). — Purgatif. — Teinture au 1/5.

Solution chlorurosodique gélatinée injectable. — Titre 1 à 2 0/0 de gélatine. — Dans solution chlorurée à 7 0/00 et stérilisation de 30 minutes à 115° à l'autoclave sous pression.

— de Donavan. — V. *Iodure d'arsenic*.

Solutol. — Solution de crésylol dans le crésylate de soude. — Désinfectant.

Solvéol. — Solution de crésylol dans la créosote sodée, sans savon. — Désinfectant. — Solution à 5 0/00.

Solvine. — V. *Sulforicinique (Acide)*.

Somatose. — Poudre jaune. — Matière alimentaire contenant 80 0/0 d'albumine. — De 10 à 30 gr. par jour.

Somnal (*Ethylchloraluréthane*). — Cristallisé. — Soluble. — Serait un mélange hypnotique. — 1 à 2 gr. en potion.

Somnoforme. — Mélange de 60 0/0 de chlorure d'éthyle, 35 0/0 de chlorure de méthyle, 5 0/0 de bromure d'éthyle. — Anesthésique.

Sorbus aucuparia (*Sorbier*). — Plante d'Europe. — Baies. — Extrait fluide contre la constipation. — De XX gouttes à 1 cuillerée à soupe.

Soude. — V. aux *Sels*.

Soufre sublimé lavé. — Cristaux jaunes. — Insoluble. — Parasiticide; de 8 à 16 gr., purgatif; de 2 à 4 gr., diaphorétique.

— **précipité.** — Poudre jaune gris, fine. — Poudre laxative, de 2 à 5 gr. — Pommades.

Sous-acétate de plomb. — V. *Acétate de plomb*.

Sous-carbonate de fer. — V. *Oxyde de fer*.

Sous-gallate de bismuth. — V. *Dermatol*.

Sous-sulfate mercurique. — V. *Sulfate de mercure*.

Sozal (*Parasulfophénate d'aluminium*). — Poudre cristalline. — Soluble. — Antiseptique. — Cystites. — Usage externe : solution 1 0/0.

Sozoiodol (*Acide diiodoparaphénylsulfurique*). — Contient 54 0/0 d'iode. — Antiseptique inodore. — Mêmes usages que l'iodoforme.

Sozoiodolate de chaux. — Poudre blanche. — Soluble. — Antiseptique. — Succédané de l'iodoforme.

— **de mercure.** — Poudre orangée. — Soluble dans l'eau salée. — Maladies de peau. — Poudre, pommade 10 0/0.

— **de potassium.** — Poudre blanche, inodore. — Soluble. — Remplace l'iodoforme. — Poudre, pommade 10 0/0.

Sozoiodolate de soude. — Poudre blanche, inodore. — Soluble. — Non toxique, antiseptique. — Poudre 1/10. — Solution 1/12.

— de zinc. — Poudre blanche, inodore. — Soluble. — Dermatologie, gonorrhée, otites. — Solutions 1 à 2 0/0. — Poudre 10 0/0.

Spartéine. — Alcaloïde huileux du Genêt à balais. — On emploie le sulfate. — Très soluble. — Tonique cardiaque; anesthésique à action lente, mais durable. — De 0,05 à 0,20 ctg. — Solution, injection.

Spermine. — V. *Pipérazine*.

Spermine (*Ethylénimine*). — Principe actif du liquide de Brown-Séquard. — Excitant général.

Sphygmogénine. — V. *Extrait de la glande surrénale*.

Spléniferrine. — Pulpe desséchée de rate de bœuf. — Contient 5 0/0 de fer. — Chlorose.

Splénine. — V. *Rate* (*Extrait de*).

Squine. — Plante d'Europe. — Racine. — Sudorifique. — Infusé, 30 0/00.

Sterculia acuminata. — V. *Noix de Kola*.

Storax. — Baume retiré du Storax. — Brun. — Insoluble. — Onguents, pommades.

Stovaïne ou Chlorhydrate α de diméthylamino β benzoy pentanol (*Chlorhydrate d'amyléïne αβ*). — Poudre blanche. — Soluble. — Anesthésique local. Action vaso-dilatatrice, congestionne le bulbe, supprime la syncope. — Moins toxique que la cocaïne. — Solutions au 1 à 10 0/0.

Chirurgie générale, solution à....	0,75	p. 100.
Odontologie, petite chirurgie, sol. à	1	p. 100.
Anesthésie lombaire, sol. à......	10	p. 100.

Solution pour badigeonnages en rhino-laryngologie en solution chlorurée de 5 à 10 0/0. — Pastilles de 1 à 2 millig. de stovaïne pour les affections de la bouche et de la gorge.

Stramonium. — V. *Datura*.

Strontium. — S'emploie sous forme de sels.

Strophantine.—!Alcaloïde du *Strophanthus*.— Paillettes. — Soluble 1/43. — Poison cardiaque à surveiller. — Très actif. — Granules à 1/10 de milligr. de 1 à 5 au maximum par jour.

Strophanthus hispidus. — Plante d'Afrique. — Semences. — Tonique du cœur, diurétique.— Teinture française au 1/5, de V à XX gouttes 2 fois par jour. — Extrait alcoolique 1 à 4 millig. par jour.

Strychnine. — Alcaloïde de la noix vomique et de divers strychnos. — Cristallisé. — Soluble 1/7000. — Médicament tétanique. — Excitant de l'estomac. — Paralysies.— De 1 à 2 milligr.— Pilules, cachets, solution.

Strychnos castelneana. — Arbre d'Amérique. — On en retire le *Curare*. — V. ce mot.

— **gaultheriana**. — V. *Hoang Nan*.

— **toxifera**. — V. *Curare*.

— **triplinervia**. — V. *Curare*.

Stypticine (*Chlorhydrate de Cotarnine*). — Cristallisé jaune pâle. — Soluble. — Obtenu par le dédoublement de la narcotine.—Antipériodique, styptique, hémostatique. — Tablettes de 0,05 ctg. de 2 à 6 par jour. — Injections hypodermiques de 0,01 à 0,02 ctg. — Solution à 10 0/0.— Gaze à 30 0/0, pour épistaxis traumatiques et hémorragies nasales et utérines. —

Vaseline à 5 0/0 pour le traitement des furoncles, tournioles.—Bougies urétrales à la gélatine contenant 0 gr. 04 de stypticine, contre les hémorragies urétrales.

Styptol (*Phtalate neutre de Cotarnine*). — Poudre jaune. — Soluble. — Hémorragies utérines. — 0,05 ctg. 3 fois par jour.

Styracol. — V. *Cinnamylate de gaïacol.*

Styrax (*Liquidambar*). — Baume. — Antigoutteux, antigonorrhéique. — Onguent styrax.

Styrone (*Alcool cinnamique*). — Cristallisé. — Peu soluble. — Antiseptique.

Subcutine (*Éther éthylique para-phénolsulfonique de l'acide paramido benzoïque*).— Poudre blanche. — Soluble à 1 0/0. — Anesthésique local.

Sublamine (*Éthylène-diamine-sulfate-mercurique*). — Cristallisé. — Soluble. — Contient 43 0/0 Hg. — Peu irritant. — Antiseptique. — Solutions de 2 à 3 0/00.

Sublimé corrosif (bi-chlorure de mercure). — Cristaux blancs. — Soluble 1/15. — Soluble dans l'alcool au 1/4. — Antisyphilitique, antiseptique, désinfectant. — Interne : de 0,03 à 0,05 ctg. — Externe : de 0,50 à 2 0/00.

Sublimo-phénol (*Phénolate de mercure chloré*). — Cristallisé incolore. — Soluble dans les solutions aqueuses chaudes de phénol. — Antiseptique.

Succinimide de mercure.— Aiguilles incolores. — Soluble. — Syphilis. — Pilules de 1 à 2 centigr. 2 par jour.— Injections hypodermiques 1 à 2 milligr.

Sucre de houille. — V. *Saccharine.*

— de lait. — V. *Lactose.*

Sucrol. — V. *Dulcine.*

Sucupira. — Arbre du Brésil. — Écorce. — Dépuratif. — Goutte.

Sugarine (*Méthylbenzolsulfimide*).—Pouvoir sucrant 500 fois plus actif que le sucre. — Tablettes de 0,05 ctg.

Suie (*Suie de bois*). — Soluble en partie. — Vermifuge, parasiticide.— Pommades.

Sulfaminol. — Poudre jaune clair. — Insoluble. — Antiseptique. — Succédané de l'iodoforme.

Sulfanilate de soude. — Mêmes usages que l'acide sulfanilique. — Potion 10/200, 3 à 6 cuill. par jour.

Sulfanilique (Acide) (*Acide amydophénylsulfureux*). — Cristaux. — Soluble 1/113. — Iodisme, catarrhes aigus, coryza. — 1 à 2 gr. par jour.

Sulfate d'alumine et de potasse. — V. *Alun.*

— d'atropine. — V. *Atropine.*

— de cadmium.— Cristaux incolores.— Soluble 1/1. — Astringent, émétique. — Collyre de 0,02 à 0,05 ctg. pour 30.

— de cinchonine. — Alcaloïde retiré du quinquina. — Aiguilles blanches. — Soluble 1/65. — Antipériodique. — Comme le sulfate de quinine.

— de cuivre (*Couperose bleue, Vitriol bleu*). — Cristaux bleus. — Soluble 1/4. — Vomitif, astringent, caustique, fébrifuge. — Intérieur : 0,005 millig. à 0,02 ctg. — Vomitif 0,10 à 0,30 ctg. — Pommade, collyres, 1 0/0.

— de cuivre ammoniacal. — Cristaux bleu noir.

— Soluble 1/5. — Astringent, antispasmodique. — Interne : de 0,15 à 0,20 ctg. — Externe : comme le sulfate de cuivre.

Sulfate de fer (*Sulfate ferreux, Vitriol vert*). — Soluble 1/2. — Astringent, tonique. — De 0,05 à 0,50 ctg. — Cachets, pilules. — Externe : 1 0/0. — Collyre, injections.

— **de magnésie** (*Sel de Sedlitz, Sel d'Epsom*). — Cristallisé. — Soluble dans son poids. — Purgatif de 15 à 60 gr.

— **de manganèse**. — Cristaux rosés. — Soluble. — Antichlorotique, emménagogue. — De 0,05 à 0,50 ctg. — Pilules, cachets.

— **de mercure** (*Sous-sulfate mercurique, Turbith minéral, Précipité jaune*).— Poudre jaune. — Peu soluble. — Antiherpétique. — Pommade 1/30.

— **de mercure (bi-)**. — Cristaux blancs. — Soluble. — Sert pour les piles électriques.

— **de morphine**. — Cristaux blancs.— Soluble 1/31. — Narcotique de 5 millig. à 3 cent. — Propriétés de la morphine.

— **de potasse** (*Sel Duobus*). — Cristaux blancs. — Soluble 1/10. — Apéritif, antilaiteux, purgatif 4 à 8 gr.

— **de quinine**. — V. *Quinine*.

— **de quinine (bi-)**. — V. *Quinine*.

— **de soude** (*Sel de Glauber*). — Cristaux blancs. — Soluble 1/3. — Purgatif 15 à 60 gr.

— **de strychnine**.— Cristaux blancs.—Soluble 1/10. — Tonique, amer, régulateur des fonctions de la

moëlle, 1 à 10 millig. — Solution, pilules, granules.
— Injections hypodermiques, solution à 1 0/0.

Sulfate de thalline.— Cristaux blancs.— Odeur de
coumarine. — Soluble. — Antipyrétique. — Solution
de 1 à 2 0/0 dans l'eau naphtolée, contre la blennorrhagie.

— **de zinc** (*Vitriol blanc*). — Cristallisé blanc. —
Soluble. — Astringent, émétique. — De 0,10 à 0,50
ctg. — Injections de 0,50 à 2 0/0.

Sulfhydrate d'ammoniaque. — V. *Sulfure d'ammonium.*

— **de chaux.**— V. *Sulfure de calcium.*

— **de soude.** — V. *Sulfure de sodium.*

Sulfimide benzoïque. — V. *Saccharine.*

Sulfite de bismuth. — Antiseptique, antifermentes-
cible.

— **de soude.** — Cristaux blancs. — Soluble. — Antiseptique, désinfectant. — Collutoire, gargarisme.

— **de soude (bi-).** — En solution aqueuse. — Désinfectant, décolorant. — Sert à décolorer les taches de
permanganate.

Sulfocaféinique (Acide). — Cristallisé. — Soluble.
— Diurétique.

Sulfocarbol. — V. *Aseptol.*

Sulfocyanure de mercure. — Masse blanche. —
Entre dans la composition des serpents de Pharaon ;
jouet dangereux.

Sulfoichtyolate d'ammonium (*Sel ammoniacal
de l'ichtyol*). — Plus pur que l'ichtyol et préférable
pour l'usage interne. — Mêmes dosages.

Sulfonal (*Di-éthylsulfon-di-méthyle-méthane*). —

Cristaux blancs. — Soluble 1/500. Soluble à chaud 1/15. — Hypnotique. — De 1 à 3 gr. — Cachets.

Sulfonaphtolate de quinine. — V. *Quinaphtol.*

Sulfophénate de potasse. — V. *Quinosal.*

— de soude. — Cristallisé blanc. — Soluble. — Antiseptique. — Comme l'acide phénique.

— de zinc. — Poudre blanche. — Soluble 1/2. — Antiseptique, désinfectant de 0,15 à 0,30 ctg. pour 30.

Sulfophénylate d'argent. — V. *Silberol.*

Sulforicinate de soude. — Voir *Sulforicinique (Acide).*

Sulforicinique (Acide) (*Solvine*). — Liquide jaune, provenant de la réaction de l'acide sulfurique sur l'huile de ricin. — Diphtérie. — Solution d'acide phénique 1 à 2 gr. pour 20 gr. de sulforicinate de soude, en badigeonnages.

Sulfothiolate d'ammonium. — V. *Thiol.*

Sulfovinate de quinine. — V. *Quinine.*

— de soude. — Cristaux blancs. — Soluble. — Purgatif doux, 15 à 45 gr.

Sulfure d'ammonium (*Sulfhydrate d'ammoniaque*). — Aiguilles brillantes. — Soluble. — Sudorifique. — Catarrhe, rhumatismes. — De 0,01 à 0,10 ctg. — Sirop.

— d'antimoine. — Aiguilles noires. — Insoluble. — Peu employé.

— d'arsenic (**Sulfure rouge**, *Réalgar*, *Poudre rouge*). — Insoluble. — Vénéneux.

— d'arsenic (**Sulfure jaune**, *Orpiment*). — Insoluble. — Vénéneux. — Epilatoire.

Sulfure de calcium. — Poudre grise. — Insoluble.— Antipsorique. — Pommade 6 à 8 gr.

— — **sulfuré** (*Hydrosulfate de chaux*). — Dépilatoire. — Employé avec moitié d'amidon.

— **de carbone.** — Liquide presque insoluble. — Antiseptique, désinfectant. — A l'extérieur, révulsif. — A l'intérieur, I à XX gouttes en potion ou dans du lait.

— **de fer.** — S'emploie à l'état de persulfure hydraté dans les empoisonnements par les sels métalliques.

— **de mercure noir** (*Ethiops minéral*). — Antiscrofuleux. — Intérieur : de 0,25 à 1 gr.

— — **rouge** (*Cinabre, vermillon*). — Poudre rouge vif. — Insoluble. — Affections cutanées. — De 4 à 30 gr. en fumigations. — Pommade 1/30.

— **de potasse** (*Foie de soufre*). — Soluble dans l'eau. — Antiherpétique, antipsorique. — 100 gr. pour un bain. — Pommades, lotions 1 à 2 0/0.

— **de sodium** (mono-) (*Sulfhydrate de soude*). — Très soluble. — Remplace les eaux sulfureuses. — de 0,02 à 0,06 ctg. dans de l'eau ou du sirop.

— — **(tri-)** (*Foie de soufre*). — Peu employé.

— — **(poly-)** (*Sulfure de soude*). — Bains sulfureux dits *bains de Barèges*, 40 à 125 gr. par bain.

Sulfureux (Acide). — Gaz liquéfié. — Solution aqueuse. — Désinfectant. — Pansement des plaies.

Sulfurique (Acide). — Liquide sirupeux. — Tempérant, astringent, caustique. — Intérieur : acide sulfurique alcoolisé, eau de Rabel au 1/4. — Acide dilué 1/10. — Limonade sulfurique, acide dilué 2 0/0.

Sumac. — V. *Rhus aromatica* et *Rhus radicans*.

Suprarénine. — Retiré des capsules surrénales de veau. — Analogue à l'adrénaline.

Sureau. — Plante d'Europe. — Écorce, fruit, fleurs. — La deuxième écorce fraîche est diurétique. — Les fruits et les fleurs sudorifiques.

Surrénales (Glandes). — Glandes du veau ou du mouton. — Desséchées représentant 6 fois leur poids frais. — Maladie bronzée d'Addison, ménopause, neurasthénie. — 0,20 ctg., de 2 à 3 fois par jour. — V. *Extrait de la glande surrénale.*

Syzygium jambolanum (*Jambol, Jambul*). — Plante des Indes et des Antilles. — Fruit, écorce. — Astringent. — Dysenterie, leucorrhée, diabète. — Fruit pulvérisé, 0,30 ctg. 3 fois par jour.

T

Tabac. — V. *Nicotiane.*

Tachia guianensis (*Caférana*). — Arbre de la Guyane. — Racine. — Antipyrétique, tonique. — Poudre de 0,50 à 1 gr. — Teinture 4 à 8 gr.

Tachiol (*Fluorure d'argent*). — Noircit au contact de l'air. — Solution 1/1000. — Variole, érysipèle. — Solution de tachiol de 1/10 à 1/5000 en pulvérisations.

Takamine. — V. *Adrénaline.*

Talauma mexicana. — Plante du Mexique. — Fleurs, écorce, graines. — Affections nerveuses ou cardiaques. — Décoction 5/150.

Talaumine. — Alcaloïde du *Talauma.*

Talc de Venise. — Silicate de magnésie. — Poudre blanc gris. — Sert à poudrer les parties excoriées.—

Diarrhées 100 à 200 gr. en suspension dans du lait.

Tamarin. — Arbrisseau d'Egypte. — Pulpe. — Acidulée, rafraîchissante, laxative. — De 20 à 50 gr.

Tan. — Poudre d'écorce de chêne. — Rouge brique. — Astringent. — Interne : de 1 à 10 gr. — Externe : pour saupoudrer les plaies, les excoriations.

Tanaisie. — Plante d'Europe. — Plante fleurie. — Anthelminthique. — Infusion de 5 à 10 0/00.

Tanghin. — Poison d'épreuve extrait du *Tanghinia veneniflua* (Madagascar). — Préparé avec l'amande du fruit. — Soluble 1/200. — Poison cardiaque. — Se rapproche de la strophantine et de l'ouabaïne. — Provoque des convulsions générales.

Tanghinine. — Corps cristallisé, retiré du tanghin. — Se rapproche de l'action de la strophantine. — Soluble 1/100. — Poison cardiaque. — Très actif.

Tang-Kui. — V. *Euménol.*

Tanin à l'eau. — Retiré de la noix de galle. — Poudre jaune foncé. — Impur. — Peu employé.

— à l'alcool. — Extrait de la noix de galle. — Poudre jaune. — Soluble. — Assez dense.

— à l'éther. — Comme le tanin à l'alcool, plus léger, aussi pur. — Astringent puissant. — Interne : de 0,10 à 1 gr. — Externe : solution, pommade 1 à 5 gr.

Tannalbine (*Tannate d'albumine*). — Poudre jaune pâle. — Insoluble. — Astringent intestinal. — De 0,50 à 4 gr.

Tannate d'adonidine. — V. *Adonidine.*

— d'albumine. — V. *Tannalbine.*

— — kératinisé. — V. *Honthin.*

Tannate d'antipyrine.— Poudre jaune. — Insoluble 37 0/0 d'antipyrine, de 1,50 à 3 gr. par jour. —Mêmes propriétés que l'antipyrine.

— **de bismuth.** — Poudre jaunâtre. — Insoluble. — Antidiarrhéique. — De 2 à 4 gr. — Sirop, émulsion.

— **de créosote** (*Créosal, Phosphotannate de créosote*).—Mélange de créosote 40, tanin 46, acide phosphorique 16. — Poudre jaune. — Soluble. — Antituberculeux. — 1 à 3 gr. — Pilules.— Solution 1/5.

— **de mercure.** — Composé mal défini. — Antisyphilitique. — Injections huileuses 0,10 ctg. — Douloureux.

— **d'oréxine.** — Poudre blanc jaune. — Insoluble. — Inappétence. — Cachets, paquets, tablettes. — De 0,25 à 0,50 ctg. par jour.

— **de pelletiérine.** — Alcaloïde de la racine de grenadier. — Poudre jaunâtre. — Peu soluble. — Tænifuge 0 gr. 0,25 à 0,50. — Cachet, émulsion.

— **de plomb.** — Poudre jaune. — Insoluble. — Siccatif. — Pommade 10 à 20 0/0.

— **de pyridine.** — Poudre blanche. — Décomposable par la lumière. — Astringent intestinal. — Dissolvant de l'acide urique.

— **de quinine.** — Poudre amorphe blanc jaune. — Insoluble. —Tonique 0,05 à 0,20 centigr. —Fébrifuge de 0,25 à 1 gr. 50.

— **d'urotropine.** — V. *Tannopine.*

Tannigène (*Acétyltanin*). — Poudre grise. — Astringent intestinal. — Insoluble. — Se décompose dans l'intestin. — 1 à 4 gr. en évitant les alcalins.

Tannique (Acide). — V. *Tanin.*

Tannocasum. — Combinaison de tanin et de caséine. — Poudre grise insoluble.— Diarrhées, entérites. — De 1 à 5 gr.

Tannocol. — Combinaison de gélatine et de tanin. — Poudre grise. — Presque insoluble. — Astringent intestinal de 1 à 5 gr. par jour.

Tanno-créosoforme. — Combinaison d'aldéhyde formique, de créosote et de tanin. — Poudre brune. — Insoluble. — Antisepsie intestinale. — 1 à 3 gr. par jour. — Cachets, potion.

Tannoforme. — Action de la formaldéhyde sur l'acide gallotannique de la noix de galle. — Poudre rougeâtre. — Insoluble. — Usage interne : astringent, antiseptique. — Usage externe : prurit vulvaire. — Pur ou avec amidon.

Tannône. — V. *Tannopine.*

Tannopine (*Tannate d'urotropine*). — Poudre brun clair, inodore. — Insoluble. — Antidiarrhéique. — 1 à 3 gr. en cachets. — 2 à 3 fois par jour.

Tannosal (*Éther tannique de créosote*).— Distillant vers 200°. — Poudre brune. — Très soluble. — Tuberculose de 0,50 à 1,50 par jour. —Solution, cachets.

Tartrate d'antimoine et potasse. — V. *Tartre stibié.*

— **borico-potassique** (*Crème de tartre soluble*). — Paillettes. — Très soluble. — Purgatif, de 15 à 30 gr.

— **de diméthylpipérazine.** — V. *Lycétol.*

— **de fer (Tartrate ferreux).** — Peu soluble. — Inusité.

Tartrate de fer (Tartrate ferrico-ammonique).
— Paillettes rouges. — Soluble. — De 0,50 à 4 gr.
— Tonique reconstituant. — Anémie, chlorose.

— ferrico-potassique. — Paillettes rouge brun. —
Soluble. — Anémie, chlorose. — 0,20 à 3 gr. par
jour.

— de magnésie. — Mêmes propriétés que le citrate.

— de potasse acide. — V. *Crème de tartre.*

— — neutre (*Sel végétal*). — Soluble au 1/4. —
Diurétique, laxatif, altérant. — De 2 à 30 gr.

— — et de soude (*Sel de Seignette*). — Cristaux
blancs. — Soluble. — Purgatif, de 15 à 60 gr.

— de quinine. — Cristaux blancs.— Soluble. — Tonique fébrifuge, 0,10 à 1 gr. 25 par jour.

— de soude neutre. — Comme le tartrate de potasse. — Purgatif de 15 à 30 gr.

Tartre stibié. — Tartrate antimonio-potassique. —
V. *Émétique.*

Tartrique (Acide). — Cristaux blancs. — Très soluble. — Rafraichissant, tempérant. — Limonade 2
à 6 gr. 0/00. — Sirop, 50 à 100 gr.

Tayuya (*Trianosperma ficifolia*). — Plante du Brésil. — Racine. — Hydropisie, paralysie. — Poudre, de
2 à 4 gr. — Teinture de 6 à 15 gouttes.

Teinture de cantharides. — Teinture alcoolique
au 1/5. — Hémostatique. — Hématurie. — V gouttes
3 fois par jour.

Teli. — V. *Erythrophlœum guineense.*

Tellurate de potasse. — Cristaux blancs.—Bactéricide.— Phtisie. — Donne à l'haleine l'odeur alliacée.
— De 1 à 3 milligr. par jour.

Ténaline.—Mélange des alcaloïdes de la noix d'Arec,
sauf l'arécoline.—Tænifuge pour les petits animaux.
— 0 gr. 06 par 500 gr. du poids de l'animal.

Térébenthine (*De Bordeaux ou de Venise*). —
Liquide épais blanc jaune. — Insoluble. — Stimulant, vermifuge. — De 4 à 8 gr. — Capsules, sirop
au 1/10, de 30 à 50 gr.

Terpilène. — Produit de la distillation de l'essence
de térébenthine.

Terpine (*Hydrate de terpilène*). — Cristaux incolores.— Soluble 1/250. — Diurétique, modificateur des
sécrétions bronchiques de 0,10 à 1 gr. — Pilules,
cachets.

Terpinol. — Produit de la distillation de la terpine.—
Liquide, odeur forte. — Insoluble. — Modificateur des
sécrétions bronchiques, de 0,50 à 1 gr. — Capsules.

Terraline. — Mélange de plâtre calciné, kaolin, silice,
lanoline, glycérine, etc. — Antiseptique.

Testicules de taureau et de bélier (*Orchitine, Tes-
ticuline*). —Desséché 1 gr. représente 7 gr. de frais.
— Excitant, nervin. — Troubles hystériques, débi-
lité. — En pastilles ou cachets. — Extrait frais en
injections hypodermiques. —De 4,50 à 6 gr. par jour.

Tétrachlorure de carbone. — Liquide lourd, dissolvant des graisses, ininflammable, odeur désagréable.

Tétraiodophénolphtaléine. — V. *Nosophène.*

Tétraiodo-pyrrhol. — V. *Iodol.*

Tétraiodure de pyrol. — V. *Iodol.*

Tétranitrate d'érythrol. — V. *Vaso-dilatateurs.*

Tétranitrol (*Tétranitrate d'érythrite*). — Corps solide. — Peu soluble. — Vaso-dilatateur. — Abaisse la tension artérielle pendant 4 à 5 heures. — 0,01 ctg., à répéter toutes les 4 heures.

Tétrarine. — Corps retiré de la rhubarbe de Chine.

Tétronal (*Diéthyl-sulfone-diéthyl-méthane*). — Cristallisé. — Peu soluble. — Analogue au sulfonal. — — Moins toxique. — Hypnotique. — 1 gr. 50 à 3 gr. par jour. — Maximum 4 gr.

Thalassine. — Produit retiré des actinies et des moules de mer. — Détermine des éternuements et des démangeaisons.

Thalline (Sels de). — Sel blanc. — Dérive du paraquinanisol. — Cristallisé. — Soluble. — On emploie le tartrate et le sulfate. — Cristaux blancs. — Soluble. — Antipyrétique. — De 0,10 à 0,30 ctg. par jour. — En solution dans l'eau naphtolée, comme antiblennorragique.

Thapsia. — Plante d'Afrique. — Résine de l'écorce de racine. — Révulsif, irritant. — Emplâtre.

Thé. — Plante d'Asie. — Feuilles préparées. — Excitant, tonique. — Infusé de 5 à 10 0/00.

Théine. — V. *Caféine*.

Théobromine (*Alcaloïde du cacao*). — Aiguilles blanches. — Insoluble. — Diurétique. — 1 à 3 gr. par 24 heures. — Cachets, paquets.

Théocine (*Théophylline synthétique*). — Isomère de la théobromine. — Poudre blanche. — Soluble 1/179. — Diurétique de 0,20 à 0,30 ctg. — 2 à 3 fois par jour.

Théophylline. — Alcaloïde du thé, remplacé par la théocine, alcaloïde synthétique. — V. *Théocine.*

Thermodyne (*Acétyl-étoxyphényl-uréthane*).— Cristaux blancs. — Très peu soluble. — Antipyrétique, analgésique. — 0,50 ctg. 3 fois par jour.

Thévétine (*Glucoside du Cerbera thevetia*). — Poison cardiaque.

Thialdine.— Résulte de l'action de l'ammoniaque sur la trithialdébyde. — Cristallisé. — Peu soluble. — Paralysant général.

Thigénol (*Huile sulfitée sodique sulfarée à 10 0/0 de soufre*). — Liquide brun, inodore. — Soluble. — Maladies de peau. — Interne : de 1 à 2 gr. — Potion, pilules. — Pommade, de 1/10 à 2/10.

Thilanine (*Lanoline brune sulfarée*). — Dermatoses.

Thiocol (*Sel de potasse du sulfate de gaïacol*). — Poudre blanche. — Contient 60 0/0 gaïacol. — Soluble. — Tuberculose, de 0,25 à 2 gr. — Sirop, cachets.

Thioforme (*Dithiosalicylate de bismuth*). — Poudre jaune. — Insoluble. — Succédané de l'iodoforme.

Thiol (*Sulfothyolate d'ammonium*). — Mêmes propriétés que l'ichtyol, mais inodore. — Soluble.

Thionate de gaïacol. — V. *Thiocol.*

Thiophène. — Produit obtenu en faisant passer un courant d'acétylène sur du soufre fondu. — Liquide oléagineux. — Insoluble. — Antiseptique.

Thiopyrine. — Antipyrine dont l'oxygène est remplacé par du soufre. — Cristaux. — Soluble. — Propriétés de l'antipyrine.

Thiorésorcine. — Jaune. — Insoluble. — Antiseptique.

Thiosinnamine (*Allylsulfo-urée*).—Cristaux blancs, peu solubles. — Lupus, carcinomes. — Injections hypodermiques.

Thorium. — Métal radio-actif. — Poids atomique élevé 233.

Thridace. — Extrait de tiges fraîches de Laitue. — Léger hypnotique.— Extrait 1 à 2 gr. — Sirop 0,50 par cuillerée.

Thuya. — Plante d'Amérique. — Feuilles. — Sudorifique, expectorant. — La teinture a été employée contre les condylômes. — V. *Echtol*.

Thym. — Plante d'Europe. — Plante fleurie.— Excitant. — Infusé 20 0/00.

Thymégol. — V. *Phénégol*.

Thymine. — V. *Thymus*.

Thymique (Acide). — Cristaux blancs. — Peu soluble. — Désinfectant. — Gargarisme. — Solution de 1 à 4 0/00.

Thymoforme. — Obtenu par l'action du thymol sur la formaldéhyde. — Poudre jaune. — Insoluble. — Succédané de l'iodoforme. — Antiseptique externe.

Thymol. — V. *Thymique (Acide)*.

— acétate de mercure. — Sel blanc. — Contient 56 0/0 Hg. — Syphilis. — Injections huileuses de 0,05 ctg. — Douloureux.

— biiodé. — V. *Aristol*.

— sodé. — Solution aqueuse d'acide thymique avec de la soude caustique.

Thymol uréthane (*Uréthane du thymol, Éther thymolcarbonique*). — Cristaux blancs. — Peu soluble. — Se décompose en un milieu alcalin. — Helminticide.

Thymus (*Thymine*). — On emploie le thymus du veau ou du mouton. — Frais ou desséché. — Goître, maladie de Basedow. — De 12 à 15 cachets ou pastilles de 0,05 ctg. de thymus desséché représentent 6 fois son poids frais.

Thyréoïdine épurée et **Thyréoprotéide**. — Matières albuminoïdes extraites du corps thyroïde.

Thyréoiodine. — V. *Thyroïdine*.

Thyroïdinase. — Ferment extrait de la glande thyroïde. — Poudre blanche. — Soluble.

Thyroïdine (*Jodothyrine, Thyréoiodine*). — Noms divers de l'extrait de la glande thyroïde du mouton desséché présenté sous diverses formes. — Myxœdème, psoriasis, goître, obésité. — 0,25 à 1 gr. 50 par jour, avec repos. — Le corps thyroïde administré à l'état frais (lobes), enroulé dans du charbon, donne de meilleurs résultats. — Cachets. — 1 lobe tous les 2 jours.

Tilleul. — Plante d'Europe. — Fleurs. — Antispasmodique, calmant. — Infusé 10 0/00. — Bains calmants anti-nerveux, 500 gr. à 1 kilogr. par bain.

Toddalia aculeata. — Plante de Madagascar. — Feuilles fraîches. — Tonique puissant. — Contre les douleurs abdominales. — Teinture au 1/5 de 6 à 20 gr. — Infusé de 10 0/0 — 50 gr.

Tolu (Baume de). — Corps brun. — Insoluble. — Balsamique, diurétique. — Sirop de 30 à 100 gr. — Teinture, de 4 à 8 gr.

Toluène. — V. *Toluol.*

Toluol (*Toluène méthylbenzine*). — Liquide incolore. — A peine soluble. — Antimicrobicide. — Diphtérie. — Badigeonnages.

Tolysal. — V. *Salicylate de Tolypirine.*

Tormentille. — Plante d'Europe. — Souche. — Astringent. — Décocté 10 à 20 0/00. — Externe : décocté 50 0/00.

Traumaticine. — Solution au 1/10 de gutta dans le chloroforme avec acide chrysophanique. — Psoriasis.

Traumatol (*Iodo-crésine*). — Préparé avec iode et crésol. — Poudre violette, à odeur forte. — Insoluble. — Antiseptique.

Trèfle d'eau. — V. *Ményanthe.*

Triacétate de pyrogallol. — V. *Lénigallol.*

Trianospermine. — Alcaloïde du Tayuya. V. *Tayuya.*

Tribromhydrine. — V. *Tribromure d'allyle.*

Tribromophénol. — V. *Bromol.*

Tribromophénolate de bismuth. — V. *Xéroforme.*

Tribromure d'allyle (*Tribromhydrine*). — Liquide incolore. — Insoluble. — Asthme, angine de poitrine. — Capsules de 0,25 ctg., de 3 à 4 par jour.

Trichloroacétate de thymyle. — Cristaux. — Insoluble. — Antiseptique, caustique. — Ulcères, pansement. — Solutions alcooliques.

Trichloroacétique (Acide). — Cristallisé déliquescent. — Caustique. — Dans les affections du nez, de la gorge, en solution.

Trichloroacétyl diméthylphénylpyrazolone. — V. *Hypnal.*

Triformol. — V. *Paraforme*.

Trigénine. — Combinaison de l'hydrate de butyl-chloral et du pyramidon. — Aiguilles blanches. — Soluble. — Sédatif, antinévralgique, analgésique. — Céphalées, névralgies, de 0,60 à 1 gr. 50.

Triméthylamine (*Propylamine*). — On emploie le chlorhydrate.— Rhumatisme articulaire, de 0,50 ctg. à 1 gr.

Trinitrine (*Nitroglycérine, Angioneurosine*). — Liquide huileux. — Angine de poitrine, chlorose, névralgies. — Solution alcoolique au centième. — I à IV gouttes par jour.

Trinitrophénol. — V. *Picrique (Acide)*.

Trional (*Diéthyl-sulfone-méthyl-éthyl-méthane*). — Ecailles blanches.— Soluble 1/300.— Hypnotique.— 1 gr. à 1 gr. 50 par jour, par périodes interrompues.

Trioxybenzol. — V. *Gallacétophénone*.

Trioxyméthylène. — V. *Paraforme*.

Triphénine (*Propionylphénétidine*). — Poudre blanche. — Soluble 1/2000. — Antipyrétique, anti-névralgique. — 0,30 à 1 gr. par jour.

Tritols. — Huile émulsionnée avec de l'extrait de malt.

Troène (*Ligustrum vulgare*). — Arbrisseau commun. — L'écorce contient un principe amer.

Tropacocaïne (Chlorhydrate de) (*Chlorhydrate de benzoïl pseudo-cocaïne*). — Alcaloïde des feuilles de *Coca* à petites feuilles. — Cristallisé. — Très soluble. – Anesthésique local. — Egal à la cocaïne à doses plus faibles et moins toxique. — Solution 3 à 10 0/0 avec 1 0/0 de chlorure de sodium.

Tropsine. — V. *Benzoïltropéine.*

Trioxyméthylène-triformol. — V. *Paraforme.*

Trypsine (*Ferment protéique du suc pancréatique*). — Soluble. — N'agit que par la présence de l'entérokinase. — Dissout les fausses membranes diphtériques. — Solution 1/10.

Tua-tua. — V. *Jatropha gossypifolia.*

Tuberculine. — Extrait glycériné de culture du bacille de la tuberculose. — Liquide brun. — Soluble. — Injections hypod. de 1/4 à 1/2 cc³ d'une solution au centième.

Tulipier. — Arbre d'Amérique. — Ecorce.— Fièvres intermittentes. — Extrait alcoolique 1 gr. — Poudre 4 à 6 gr.

Tuménol. — Produit de distillation des schistes bitumineux. — Dermatologie. — Pâtes, pommades 5 à 20 0/0.

Turbith minéral. — V. *Sulfate de mercure.*

— nitreux. — V. *Azotate de mercure basique.*

— végétal. — Racine.—Purgatif drastique. — Entre dans l'eau-de-vie allemande.

Turnera aphrodisiaca. — V. *Damiana.*

— apifera. — V. *Damiana.*

— ulmifolia. — V. *Damiana.*

Tussilage. — Plante Europe. — Fleurs. — Béchique. — Infusé 10 0/00.

Tussol. — V. *Amygdalate d'antipyrine.*

Tuthie. — Oxyde de zinc impur et contenant de l'arsenic. — Cathérétique. — Inusité.

Tylophora asthmatica. — Plante des Indes. — Feuilles. — Diaphorétique, émétique. — Asthme. — Cigarettes. — Poudre 1,50 à 2 gr., comme émétique; de 0,15 ctg. à 0,20 ctg., comme expectorant.

Tyratol (*Carbonate de thymol*). — Poudre blanche. — Insoluble. — Vermifuge.— Cachet 0,25 ctg. 4 à 8 par jour.

U

Ulmaire (*Reine des prés*). — Plante d'Europe. - Fleur. — Tonique, anticatarrhal. — Infusé 20 0/00.

Ulmarène. — Liquide jaunâtre. — Odeur faible. — Mélange d'éthers salicyliques et d'alcools aléphatiques. — Insoluble. — Rhumatisme. — Badigeonnages de 4 à 10 gr. par jour. — Intérieur : 1 à 4 gr.

Ulyptol. — Mélange d'acide phénique, d'acide salicylique et d'essence d'eucalyptus.

Ural (*Chloraluréthane*). — Cristaux incolores. — Peu soluble.— Amer, hypnotique — 1 à 3 gr.— Cachets.

Urane (Acétate d'). — Cristaux blancs. — Soluble. — Coryza. — Solution 1 0/0. — Instillation.

Urate de mercure. — Contient 56 0/0 Hg.— Urate acide et urate neutre. — Ce dernier employé contre la syphilis en injections huileuses 0,10 ctg. — Très douloureux.

Urée. — Cristaux blancs. — Très soluble. — Succédané de la lysidine et de la pipérazine. — Solution à 1/10. — 1 cuillerée toutes les heures.

Uréochlorhydrate de quinine. — V. *Quinine.*

Uréthane (*Carbamate d'éthyle*). — Cristaux incolores. — Très soluble. — Hypnotique 1 à 2 gr. — Potion. — Favorise la dissolution des sels de quinine.

— de thymol (*Ether thymolcarbonique*). — Cristaux blancs. — Peu soluble. — Anthelmintique.

Urisolvine. — Combinaison d'urée et de citrate de lithine. — Poudre blanche. — Soluble. — Goutte, gravelle. — Solution. — Cachets, paquets à 0,20 ctg. de 10 à 12 fois par jour.

Urohématine (Réaction de l'). — Lorsqu'on verse de l'acide azotique sur les parois d'un verre contenant de l'urine, il se produit quelquefois une réaction (rose très clair), c'est la réaction d'urohématine. Elle indiquerait simplement l'état de polyurie, sans pouvoir préciser une lésion rénale.

Urophérine (*Salicylate de théobromine et lithine*). — Poudre blanche. — Soluble. — Diurétique. — 3 à 4 gr. par jour.

Uropurine. — Extrait sec des feuilles *d'uva ursi*, mis sous forme de tablettes.

Urosine (*Acide quinique*). — Poudre blanche.— Soluble. — Diathèse urique. — De 0,50 à 3 gr. par jour. — Cachets, tablettes.

Urotropine (*Formine, héxaméthylène- tétramine*). — Combinaison d'aldéhyde formique et d'ammoniaque.— Très soluble. — Dissolvant de l'acide urique. — Antiseptique des voies urinaires de 0,50 à 1 gr. 50. — Cachets. — Solution.

Ursal (*Salicylate d'urée*). — Insoluble. — Antirhu-

matismal. — Comme le salicylate de soude. — 0,50
ctg. à 2 gr. par jour.

Ustilago maïdis. — Champignon. — Propriétés analogues au seigle ergoté. — Extrait fluide, de 2 à 5 gr.

Uva ursi (*Busserole*). — Feuilles. — Astringent, diurétique. — Infusé 10 0/00. — Poudre, de 1 à 5 gr.

V

Valérianate d'ammoniaque. — Cristallisé blanc. — Soluble. — Antispasmodique, antinévralgique. — Coliques hépatiques — De 0,05 à 0,50 ctg. — Pilules, potion, lavement.

— **d'amyle**. — Liquide. — Odeur de fruits. — Calmant, antispasmodique de 0,10 à 0,20 ctg. — Capsules.

— **d'antipyrine**. — Cristallisé blanc. — Soluble. — Plus actif que l'antipyrine.

— **d'atropine**. — Lamelles cristallines. — Très soluble. — Très toxique. — Hystérie, coqueluche. — De 1/10 de milligr. à 1 millig.

— **de caféine**. — Aiguilles blanches. — Assez soluble. — Comme la caféine, 0,20 à 0,50 ctg.

— **de créosote**. — Antituberculeux. — Catarrhe pulmonaire. — Capsules de 0,20 ctg. 3 à 10 par jour.

— **de fer**. — Poudre rougeâtre. — Propriétés de la valériane et des ferrugineux. — De 0,10 à 0,50 ctg. par jour. — Pilules, cachets.

— **de gaïacol**. — V. *Géosote*.

— **de guétol**. — Liquide incolore. — Insoluble. — Antituberculeux, antinévralgique.

Valérianate de menthol. — V. *Validol.*

— **de quinine.**— Cristaux blancs. — Contient 76 0/0 de quinine. — Soluble, 1/140. — Fébrifuge, antispasmodique, antinévralgique de 0,30 à 1 gr. — Cachets, pilules.

—**de zinc.** — Paillettes blanches. — Soluble 1/50. — Antispasmodique, antinévralgique de 0,10 à 0,40 ctg. — Pilules, cachets.

Valériane. — Plante d'Europe.— Racine. — Antispasmodique. —Extrait 1 à 10 gr.— Infusé 10 0/00. — Poudre 1 à 20 gr.— Teinture au 1/5 de 2 à 20 gr.

Valérianique (Acide). — Liquide huileux volatil.— Soluble. — Antispasmodique. — De VI à VIII gouttes en potion.

Valérydine (*Acide valérianique et phénacétine*). — Cristaux. — Insoluble. — Affections nerveuses. — De 0,50 à 1 gr. par jour.

Validol (*Valérianate de menthol, additionné de 3o o/o de menthol*). — Liquide épais. — Stomachique, antihystérique. — De X à XX gouttes.

— **camphré.** — Solution de camphre 10 0/0 dans le validol. — Anesthésique local, dans les douleurs dentaires.

Valyl (*Diéthylamide de l'acide valérianique*). — Liquide incolore. — Saveur brûlante. — Hystérie, névroses, migraines. — Capsules de 0,10 ctg. : de 5 à 6 par jour.

Vanadate de soude (*Métavanadate de soude*). — Sel blanc. — Très soluble. — Tuberculose, anémie, neurasthénie. — Augmente l'appétit. — 4 à 5 milligr.

par jour avec arrêt tous les 5 jours. — Potion, granulé.

Vandellia diffusa (*Herbe du Paraguay*). — Plante de la Nouvelle-Grenade. — Plante. — Vomitif.

Vanille. — Plante d'Asie. — Fruit. — Excitant, aphrodisiaque.— Poudre, de 1 à 2 gr. —Sucre vanillé au 1/10 de 2 à 8 gr. — Teinture, de 2 à 10 gr.

Vanilline. — Principe actif de la vanille. — Soluble 1/10. — On emploie le produit obtenu par synthèse éthylique. — Stimulant, aromatique.

Vasapon. — Analogue au vasogène.

Vaseline (*Pétroléine*). — Mélange d'huiles lourdes, résidu de la distillation du pétrole. — Excipient pour pommades.

— **liquide.** — Vaseline liquide à la température ordinaire. — Véhicule pour injections hypodermiques et urétrales.

Vaso-dilatateurs (*Tétranitrate d'érythrol, Héxanitrate de mannitol, Dinitrate de glycol*). — Médicaments à action analogue à la trinitrine. — Affections du cœur.—Comprimés du tétranitrol de 5 millig. à 3 centigr. par jour.

Vasogène. — Base de médicaments composés, soufre, menthol, iode, etc.

Vasothion. — Mélange de soufre et de vasogène.

Vélar. — V. *Erysimum*.

Vélopurine. — Base pour onguents.

Vératrine. —Alcaloïde de la cévadille et de l'ellébore. — Blanc. — Insoluble. — Antigoutteux, antirhumatismal, ralentit le pouls. — De 10 à 25 millig. — Externe : pour pommade 0,50 ctg. pour 30.

Vératrum officinale (*Cévadille*). — Plante du Mexique. — Fruit et semences.— Contient de la vératrine et de la sabadilline. — Extrait fluide dans l'éclampsie,en injections hypodermiques d'abord XXX gouttes, puis V gouttes, à intervalles éloignés ; main-.tenir la position horizontale.

Verbascum thapsus. — V. *Bouillon blanc.*

Vermillon. — V. *Sulfure de mercure rouge.*

Vernonia nigritiana (*Batiator*). — Plante du Niger. — Agit sur le cœur comme la digitale. — Plus faible.

Vernonine. — Alcaloïde du *Vernonia.*

Véronal (*Diéthylmalonylurée*). — Poudre blanche.— Insipide. — Peu soluble 0,65 0/0, à chaud 1/12. — Hypnotique, de 0,50 à 1 gr. — Cachets.

Véronique (*Veronica officinalis*). — Plante d'Europe. — Fleurs. — Aromatique, amer. — Infusé 20 0/00.

Verveine (*Verbena officinalis*). — Plante indigène. — Feuilles.— Excitant. — Infusé 10 0/00.

— des Indes. —Plante des pays chauds.—Feuilles. — Stomachique, aromatique, excitant.—Infusé 10 0/00.

Viburnine. — Principe actif du *Viburnum.* — De 0,05 à 0,15 ctg. par jour.

Viburnum prunifolium. — Plante des Etats-Unis. — Racine. — Antispasmodique, sédatif nervin et utérin. — Dysménorrhée. — Extrait fluide, de XX à L gouttes. — Teinture de XX à LX gouttes.

Vigne. — Les feuilles de vigne rouge sont employées comme remède populaire contre l'âge critique des femmes.

Vioforme (*Oxyquinoléine iodochlorée*). — Poudre gris jaune. — Succédané de l'iodoforme. — Non toxique. — Antiseptique.

Violet de méthyle (*Pyoktanin bleu, couleur d'aniline*). — Poudre violette. — Soluble. — Choléra, fièvre typhoïde. — 0,10 ctg. toutes les 2 heures.

Violette. — Fleurs. — Béchique. — Infusé 20 0/00.

Vitellinate d'argent. — V. *Argyrol*.

Vitriol blanc. — V. *Sulfate de zinc*.

— bleu. — V. *Sulfate de cuivre*.

— vert. — V. *Sulfate de fer*.

Vomiquier (*Strychnos nux vomica*). — Arbre des Indes. — C'est de la graine que l'on retire la strychnine, la brucine.

W

Winter (Ecorce de). — Arbre de l'Amérique du Sud. — Ecorce. — Tonique, stimulant.

— Green (Essence de). — V. *Salicylate de méthyle*.

Witch Hazel. — V. *Hamamelis*.

X

Xanthoxyline. — Alcaloïde du *Xanthoxylum*.

Xanthoxylum caribæum (*Clavelier jaune*). — Plante des Antilles, de la Guyane. — Antirhumatismal, sudorifique, diurétique. — Extrait fluide X à XX gouttes. — Décoction 30/500.

— scandens. — Plante de Java. — Sert à empoisonner le poisson.

Xéroforme (*Tribromophénolate de bismuth*). — Poudre jaune. — Insoluble. — Antiseptique. — Usage interne, comme le bismuth. — Usage externe, comme l'iodoforme.

Xylol (*Diméthylbenzine*). — Extrait du goudron de houille. — Liquide incolore. — Insoluble. — Antiseptique externe.

Y

Yèble (*Hièble*). — Plante d'Europe. — Fruits. — Diurétique, soporifique.

Yerba de la puebla. — V. *Senecio canicida*.

— **de quinino.** — V. *Phyllanthus niruri*.

— **sagrada.** — V. *Lantana.*

— **santa** (*Eriodictyon glutinosum*). — Plante d'Amérique. — Feuilles. — Expectorant, stimulant. — Extrait fluide.

Yogh'ourt. — Lait chauffé à 80°, évaporé de moitié et dans lequel on ajoute un ferment, ce qui donne le Yogh'ourt, employé en Turquie.

Yohimbine. — Alcaloïde du *Yumbehoa*. — Aiguilles blanches. — Insoluble. — Aphrodisiaque. — 5 millig. 2 à 3 fois par jour.

Yoloxochelt. — V. *Talauma*.

Yumbehoa. — Arbre du Cameroun, dont on retire la yohimbine.

Z

Zédoaire. — Plante. — Excitant. — Peu employé.
Zinc. — Voir aux *Sels*.

Zincohémol (*Hémol zincique*). — Sang traité par le zinc. — Poudre rouge. — Peu soluble. — Antidiarrhéique. — Chlorose. — 0,50 à 1,50 par jour.

Zingiber officinalis. — V. *Gingembre*.

Zomol. — Suc de viande desséché. — Soluble. — Cachets.

12.

DEUXIÈME PARTIE

LES ANALYSES DU PHARMACIEN

I. — *Analyses Bactériologiques*.

Nous donnons ici un résumé succinct de la marche à suivre pour la recherche des bacilles les plus connus. Nos lecteurs voudront bien se reporter aux ouvrages techniques pour la détermination des autres microbes (1).

Diphtérie. — *Bacille de Lœffler.*

On recueillera, s'il en existe, une parcelle de fausse membrane, on la débarrassera des mucosités qui l'imprègnent en se servant d'un buvard; on préparera ensuite une lamelle par frottis, que l'on colorera au bleu de Lœffler ou au bleu de Kuhne.

Les bacilles apparaîtront au microscope sous forme de bâtonnets à bouts un peu amincis et arrondis, légèrement recourbés, renflés en poire ou en massues, granuleux et inégalement teintés.

(1) Besson. *Technique microbiologique et sérothérapique,* 3ᵉ édition 1904.

Feltz, *Guide pratique pour les analyses de bactériologie clinique.* 1898, in-18.

Macé, *Traité pratique de bactériologie,* 5ᵉ édition, 1904, et *Atlas de microbiologie.* 1898, avec 60 pl. col.

Ce bacille prend le Gram.

En cas de résultat négatif par l'examen direct, faire des cultures et des inoculations.

Tuberculose. — *Bacille de Koch.*

Se trouve surtout dans les crachats des tuberculeux. On prélève dans les crachats des grumeaux jaunâtres; à leur défaut on poussera l'aiguille dans les parties les plus visqueuses. On étale la parcelle de crachat sur la lamelle et on sèche, soit à l'air, soit de préférence sur *une platine chauffante.* On colore ensuite.

MÉTHODE DE ZIEHL. — 1º Verser la solution de Ziehl (fuchsine phéniquée) dans une capsule de porcelaine;

2º Y placer la lamelle, face enduite en dessous ;

3º Chauffer lentement jusqu'à ébullition qu'on maintiendra quelques secondes;

4º Retirer du feu, et laisser la lamelle en contact encore 4 à 5 minutes ;

5º Retirer la lamelle au moyen d'une pince (pince de Cornet);

6º La laver à l'eau distillée pour enlever l'excès des matières colorantes ;

7º La plonger une minute dans une solution d'acide nitrique au 1/3, rincer à l'eau.

S'il existe des bacilles, ils se présenteront au microscope sous forme de bâtonnets colorés en rouge.

MÉTHODE D'EHRLICH. — Après fixage, les lamelles sont colorées par la solution d'Ehrlich (solution alcoolique saturée de fuchsine, bleu, etc.). On ajoute 1/10 de cette solution à 9/10 d'eau d'aniline. Laisser en contact

5 à 10 minutes ; décolorer par l'acide azotique comme pour le Ziehl.

Gonocoque du pus blennorrhagique. Gonocoque de Neisser.

PROCÉDÉ DE FRAENKEL. — Le pus, recueilli soit directement, soit dans l'urine, est fixé par la chaleur et coloré par une solution alcoolique concentrée d'éosine.

On traite ensuite la lamelle pendant un quart de minute par une solution alcoolique de bleu de méthylène.

On lave à l'eau.

PROCÉDÉ DE STEINSCHNEIDER. — Les lamelles sont chargées, puis traitées par une solution concentrée de fuchsine. On les décolore par le Gram, puis on les traite par la solution de Lœffler. (Solution alcoolique de bleu de méthyle 30 vol. solution de potasse à 1/10.000. 100 vol.)

Les gonocoques sont colorés en bleu. On peut les comparer à des grains de café se regardant par la face concave, à des reins ou à des haricots.

Bacille du charbon.

EXAMEN DIRECT. — En examinant directement le sang, on observe « les globules rouges plus ou moins agglutinés, coulant comme une gelée un peu fluide ; des globules blancs, en nombre plus grand que dans le sang normal, et des bâtonnets, qui nagent dans le sérum liquide » (Pasteur).

EXAMEN PAR COLORATION. — On soumet la lamelle chargée au Gram, puis à l'éosine ; les bacilles se détachent en violet foncé, sur fond rose.

Bacille de l'influenza (*Bacille de Pfeiffer*).

On prépare les lamelles, en prélevant les parties les plus purulentes des crachats. Les lamelles colorées par le Ziehl montrent des bâtonnets isolés très fins, à extrémités arrondies, prenant plus fortement la matière colorante que le centre.

Formules.

Solution de Ziehl.

Eau distillée......................	100 grammes.
Fuchsine......................	0 gr. 25
Acide phénique neige...........	5 grammes.
Alcool à 90°....................	10 —

Solution d'Ehrlich.

Eau d'aniline....................	10 cc³
Solution alcoolique saturée de violet de gentiane....	1 gramme.

Solution de bleu de Lœffler.

Solution de potasse caustique à 0 gr. 01/100......................	10 cc³
Solution alcoolique saturée de bleu de méthylène............................	5 cc³

Solution de bleu de Kuhne.

Solution aqueuse d'acide phénique à 5 pour 1000......................	100 gr.
Alcool absolu....................	10 —
Bleu de méthylène....................	1 — 50

II. — *Analyse des urines*.

On cherche la réaction au papier tournesol.

On détermine la densité en notant la quantité des urines émises en 24 heures et on fait la correction de température.

Recherche de l'albumine.

On coagule l'albumine par la chaleur avec quelques gouttes d'acide acétique.

Le procédé le plus sûr est de verser dans un verre à essai un peu d'acide nitrique pur et faire couler dessus (sans mélanger les liquides) au moyen d'une pipette l'urine à examiner, à l'intersection des deux liquides ; s'il y a de l'albumine et même des traces, il se forme un anneau blanc, d'autant plus volumineux qu'il y a plus d'albumine.

Dosage de l'albumine.

On acidifie 50 à 100 cent. cubes d'urine avec quelques gouttes d'acide acétique, on porte à l'ébullition, on filtre sur un papier taré, et on sèche à l'étuve à 100 degrés. Le poids d'albumine sèche obtenue est ramené au litre.

Recherche du glucose.

Dans un tube à essai, on porte à l'ébullition 1 à 2 cc. de liqueur de Fehling, puis on ajoute autant d'urine à examiner et on chauffe à nouveau.

Si l'urine contient du glucose, il se forme un précipité rouge vif.

Dosage du glucose par la liqueur de Fehling.

On prend 10 centimètres cubes de solution de Fehling, dont le titre correspond à 0.05 de glucose, on chauffe dans un matras avec de l'eau distillée et on fait tomber goutte à goutte, en continuant à chauffer, l'urine à essayer jusqu'à décoloration complète de la liqueur.

Par une une simple règle de trois, on a la quantité de glucose contenue dans 1 litre. Si l'urine renferme plus de 10 grammes par litre, il faut étendre l'urine d'eau par 1/2 ou par 1/4.

Dosage du glucose par le saccharimètre de Soleil ou de Laurent.

On décolore l'urine par 1/10 de sous-acétate de plomb liquide et on examine dans des tubes de 22 centimètres. Le nombre de degrés saccharimétriques multiplié par 2,22 donne la quantité de glucose en grammes par litre.

Pour le saccharimètre Laurent, la teneur en sucre est donnée par la table.

Nombre de divisions.	Sucre dans 1 litre.
1	1.62
2	3.24
3	4.86
4	5.48
5	8.10
6	9.72
7	11.34
8	12.96
9	14.58

Dosage de l'acide phosphorique.

On précipite directement 25 à 50 centimètres cubes d'urine par la mixture magnésienne dans un vase à précipité (environ la moitié du volume de l'urine),puis encore un peu d'ammoniaque et on agite, on laisse reposer 24 heures, on décante, on filtre, on lave le précipité avec une eau légèrement ammoniacale. On dessèche le précipité, on calcine le filtre au rouge vif et on pèse le résidu total froid.

Ce poids multiplié par 0,6396 indique le poids d'acide phosphorique anhydre.

Dosage du chlore et des chlorures.

On prélève 10 centimètres cubes d'urine *non albumineuse*, que l'on étend de 2 à 3 fois son volume d'eau et on ajoute quelques gouttes d'une solution de chromate jaune de potasse. On fait alors tomber dans l'urine goutte à goutte la liqueur titrée de nitrate d'argent (nitrate d'argent pur 29 gr. 0 75 pour 1000 cc. d'eau distillée).

L'apparition de la couleur rouge (chromate d'argent) indique que tout le chlore est précipité. On lit sur la burette : dont chaque division ou dixième de cent. cube représente 0,001 de NaCl pour 10 centimères cubes d'urine et par conséquent 0,10 par litre.

Dosage de l'urée.

On prend 10 centimètres cubes d'hypobromite de soude, que l'on verse dans un tube d'Esbach ou autre appareil similaire, puis une couche d'eau isolante et

1 cent. cube d'urine. On note la hauteur du liquide, on bouche le tube avec le pouce et on agite, puis on plonge l'extrémité du tube dans une cuve d'eau, on laisse échapper le gaz et rentrer l'eau, on rétablit les niveaux, on bouche avec le pouce et on retourne le tube, on lit à nouveau la hauteur du liquide.

Si la hauteur du liquide était primitivement 23 cc³ + 1 cc³ d'urine et qu'après l'opération elle soit de 19 cc. on a 24 — 19 = 5 ; on multiplie le chiffre obtenu par 10 et les divisions par 100 et l'on divise par 4.

$$\text{Soit } 5 \times 10 = \frac{50}{4} = 12,50$$

L'urine contenait 12 gr. 50 d'urée.

Pour obtenir le poids de l'azote on multiplie

12 gr. 50 par 0,466. — $12,50 \times 0,466 = $ Azote.

Dosage de l'acide urique.

On mesure 200 à 250 cc. d'urine, à laquelle on ajoute 3 cent. cubes d'acide chlorhydrique pour 100 ; on mélange, on laisse reposer 24 heures, on pèse après dessiccation à 100°.

III. — *Analyse du lait.*

Composition moyenne du lait de vache.

Eau.........	83 à 87 o/o		Albumine..	o.3 à o.6 o/o
Beurre......	3 à 4.5 —		Lactose....	4 à 5.5 —
Caséine.....	3 à 5 —		Sels.......	o.7 à o.8 —

Essai au Lactodensimétre.

1. — On verse du lait dans le crémomètre jusqu'à 1 centimètre environ du trait 0°, on y plonge le densimètre et on note le degré; ce degré, 27 par exemple, correspond à la densité 1027, et ainsi de suite. On note la température et on fait la correction d'après la table, l'instrument étant gradué à 15°.

2. — On ajoute du lait jusqu'au trait 0, et on laisse reposer 24 heures, la température étant voisine de 15°. On note l'épaisseur de la couche de crème.

Chaque division indique 1 pour 100 de crème dans le lait. La moyenne est de 10 à 14 0/0.

3. — On enlève la crème avec une cuillère et on prend la densité et la température du lait écrémé. Voir la table de correction.

Le lait pur ne marque jamais moins de 30 ou 1,030 de densité.

Eau ajoutée	Degrés de lait pur	Degré de lait écrémé
0	33 à 29	36,5 à 32.5
1/10	29 à 26	32,5 à 29
2/10	26 à 23	29 à 26
3/90	23 à 20	26 à 23
4/10	20 à 17	23 à 19
5/10	17 à 14	19 à 16

Tableau de correction pour le lait.

Degrés de l'instrument	LAIT NON ÉCRÉMÉ				LAIT ÉCRÉMÉ			
	température				température			
	5°	10°	20°	25°	5°	10°	20°	25°
15	— 0,9	— 0,6	+ 0,8	+ 1,8				
20	1,1	0,7	0,9	1,9	— 0,7	— 0,5	+ 0,8	+ 1,7
22	1,2	0,7	1,	2,1	0,7	0,5	0,8	1,7
24	1,2	0,7	1,	2,1	0,9	0,6	0,8	1,7
26	1,3	0,8	1,1	2,2	1,	0,7	0,8	1,8
28	1,4	0,9	1,2	2,4	1,	0,7	0,9	1,9
30	1,6	1,	1,2	2,5	1,1	0,7	0,9	1,9
32	1,7	1,	1,3	2,7	1,1	0,8	1,	2,1
34	1,9	1,1	1,3	2,8	1,2	0,8	1,	2,1

Ce tableau indique le nombre de degrés à retrancher ou à ajouter à ceux lus sur l'instrument, suivant la température.

Dosage du sucre de lait.

Le lait chauffé à 50° est additionné de quelques gouttes d'acide acétique et filtré; 1000 de lait donne environ 920 grammes de petit lait (Poggiale).

Le petit lait peut servir directement au dosage. On dose le sucre du lait par la liqueur de Fehling. 10 centimètres cubes de liqueur correspondent à 0 gr. 134 de lactose.

IV. — *Analyse des Eaux, Hydrotimétrie.*

a. — Solution de 0 gr. 25 de chlorure de calcium fondu pur dans 1 litre d'eau distillée.

b. — Solution de 50 gr. savon blanc de Marseille dans 800 grammes d'alcool à 90°. On filtre et on ajoute 500 grammes d'eau distillée.

c. — Solution d'oxalate d'ammonium à 1/60.

Une burette graduée de telle façon que 2cc4 = 23 divisions. Le degré 0 de la graduation est placé à la deuxième division, le volume ainsi réservé contenant la quantité de liqueur nécessaire pour faire mousser 40 centimètres cubes d'eau distillée; les 22 divisions suivantes correspondent par conséquent à 0,01 de chlorure de calcium dissous dans l'eau distillée. Ce qui fait que 1 degré de savon = 0,00045 de chlorure par 40 cc. d'eau ou 0 gr. 0114 par litre.

Le flacon spécial pour cet essai présente des divisions correspondant à 10, 20, 30 et 40 cc.

Mode opératoire. — On ajoute peu à peu la solution *b*, au moyen de la burette hydrotimétrique, à 40 cc. de la solution *a*, jusqu'à ce qu'il se forme par l'agitation une mousse persistant au moins 5 minutes. On a dû employer 24 divisions, c'est-à-dire que la solution calcique doit marquer 22 degrés hydrotimétriques.

On détermine de la même façon:

1° Le degré (*a*) de l'eau à analyser.

2° Le degré (*b*) de l'eau additionnée pour 50 cent. cubes de 2 centimètres cubes de la solution d'oxalate d'ammonium et filtrée (on opère toujours sur 40 centimètres cubes).

3° Le degré (*c*) de l'eau maintenue à l'ébullition pendant 1/2 heure ; on complète le volume primitif avec de l'eau distillée, on agite, on filtre et on opère sur 40 centimètres cubes.

4° 50 centimètres cubes de l'eau de l'opération 3 sont additionnés de 2 centimètres cubes d'oxalate d'ammonium ; on agite, on laisse reposer 1/4 d'heure, on filtre et on opère sur 40 centimètres cubes. On obtient (*d*).

Le premier chiffre (*a*) correspond à l'action totale de l'acide carbonique, des sels de chaux et de magnésie.

Le second (*b*) représente celle des sels de magnésie et de l'acide carbonique.

Du troisième (*c*) on retranche 3 degrés ; le reste représente des sels de magnésie et de chaux autres que le carbonate.

Le quatrième (*d*) représente les sels de magnésie.

On a alors.

$$a + d - c - b + 3 = \text{carbonate de chaux.}$$
$$b - d - 3 \qquad = \text{sels de chaux solubles.}$$
$$b - d \qquad = \text{acide carbonique.}$$
$$d \qquad = \text{sels de magnésie.}$$

Il est facile de calculer en carbonates et en sulfates la teneur d'une eau.

Le degré hydrotimétrique exprime à peu près en centigrammes le poids des sels terreux qu'elle contient.

Une bonne eau doit être au-dessous de 30 degrés ; de 30° à 60° elle est impropre aux usages domestiques et peut à peine être consommée ou servir dans les appareils à vapeur.

Au-dessus de 60 degrés, elle est impropre à tous usages.

TROISIÈME PARTIE

LES EMPOISONNEMENTS

Acétanilide.

Symptômes. — Constriction de la gorge. Abattement, cyanose.

Traitement. — Vomitifs, inhalations d'oxygène, respiration artificielle, stimulants, saignée.

Acétique (Acide).

Symptômes. — Odeur caractéristique de l'haleine, douleurs du ventre, vomissements, collapsus, mort.

Traitement. — Magnésie, craie, carbonate de chaux, blanc de Meudon, à hautes doses; lait, huile, tisane de gruau, d'orge, de guimauve, de graine de lin très épaisse; injection hypod. de 1 millig. de chlorhydrate de morphine.

Aconit. Aconitine.

Symptômes. — Sensation de constriction de la gorge, picottements dans la bouche, fourmillements sur tout le corps, nausées, troubles de la vision, surdité, prostration, transpirations visqueuses, coma, mort.

Traitement. — Vider l'estomac, vomitifs, pompe stomacale, stimulants, vins généreux, acétate d'ammoniaque, teinture de belladone XX gouttes ou injections hypod. de 1 millig. d'atropine, injections d'éther, inhalations de nitrite d'amyle, respiration artificielle, frictions.

Alcalis. — V. *Ammoniaque.*

Alcool.

SYMPTÔMES. — Démarche chancelante, yeux hagards, pupilles dilatées-fixes, sueurs, convulsions suivies de coma.

TRAITEMENT. — Vomitifs ou lavage de l'estomac, café fort et chaud, acétate d'ammoniaque de 10 à 20 gr., stimulants, frictions.

Alun.

SYMPTÔMES. — Saveur désagréable, constriction de la gorge, soif ardente.

TRAITEMENT. — Vomitifs, lait, magnésie, boissons mucilagineuses.

Ammoniaque.

SYMPTÔMES. — Chaleur intense, cuisante, lèvres tuméfiées, dyspnée violente, vomissements, yeux hagards injectés, membres froids, toux, voix aphone, mort.

TRAITEMENT. — Laver l'estomac avec acide acétique, 10 gr. pour 1 litre d'eau, faire boire du vinaigre dilué, du jus de citron, des limonades acides, blancs d'œufs, lait, huile, tisane de gruau.

Aniline.

SYMPTÔMES. — Sueurs profuses, vertiges, cyanose de la face, respiration haletante, haleine sentant l'aniline.

TRAITEMENT. — Grand air, oxygène, respiration artificielle, stimulants, saignée.

Antimoine (*Emétique, Tartre stibié*).

SYMPTÔMES. — Saveur métallique, vomissements,nau-
sées, constriction de la gorge, diarrhée, crampes, respiration saccadée, collapsus, mort.

TRAITEMENT. — S'il n'y a pas de vomissement, ipéca ;
astringents, acide tannique, acide gallique, café vert,
écorce de chêne, émollients, blancs d'œufs, tisane d'orge.
En cas de collapsus, injections d'éther, de caféine. Réchauffer le malade.

Arsenic (*Acide arsénieux*).

SYMPTÔMES. — Chaleur intense à la gorge et à l'estomac, vomissements quelquefois sanguinolents, diarrhée,
peau froide, visqueuse, anurie, collapsus, mort.

TRAITEMENT. — Vider l'estomac, vomitifs ou lavage ;
eau chaude ou eau salée en quantité, hydrate de sesquioxyde de fer, ou fer dialysé à hautes doses, magnésie
calcinée de 30 à 60 gr., blancs d'œufs, huile d'olives.
Purgatif avec 30 gr. de sulfate de soude, stimulants,
boissons mucilagineuses, graine de lin, guimauve,orge.

Arum maculatum.

SYMPTÔMES. — Vomissements intenses, pupilles dilatées, convulsions, insensibilité, coma.

TRAITEMENT. — Vomitif, café fort, astringents, thé,
écorce de chêne.

Atropine. — V. *Belladone*.

13.

Azotique (Acide). — V. *Nitrique* (Acide).

Baryum, baryte.

SYMPTÔMES. — Vomissements, douleurs dans l'estomac, pouls faible, langue sèche, crampes, paralysie, mort.

TRAITEMENT. — Vider l'estomac, vomitifs ou lavages, sulfate de soude 30 gr., acide sulfurique dilué à la dose de 2 gr. dans l'eau, réchauffer le malade, stimulants, acétate d'ammoniaque, grogs.

Belladone, atropine.

SYMPTÔMES. — Sécheresse de la bouche et de la gorge, soif ardente, yeux brillants, pupilles très dilatées, vision trouble, excitation, puis dépression, coma.

TRAITEMENT. — Lavage de l'estomac ou vomitifs; laver l'estomac avec une solution de tanin, sinapisation, stimulants, alcool, éther, café fort, vins généreux. Inject. hypod. de 0 gr. 02 centigr. de pilocarpine ou potion ou lavement avec 5 à 7 gr. de teinture de jaborandi. En cas d'impossibilité de se procurer la pilocarpine, remplacer par la physostigmine, respiration artificielle.

Benzine.

SYMPTÔMES. — Respiration difficile, tremblements convulsifs, extrémités froides, paraplégie, mort.

TRAITEMENT. — Vider l'estomac, lavage ou vomitifs, stimulants, alcool, éther, douches chaudes et froides sur la poitrine. Injections hypod. d'atropine 1 milligr. ou potion avec XXX gouttes de teinture. Electricité, respiration artificielle.

Bi-chromate de potasse ou de soude.

SYMPTÔMES. — Vomissements violents, pupilles dilatées, crampes, peau visqueuse, suppression des urines.

TRAITEMENT. — Vider l'estomac, carbonate de magnésie ou de chaux dans du lait, limaille de fer, 5 gr. toutes les 5 minutes, blancs d'œufs, tisane épaisse d'orge, de gruau. Stimulants.

Bichlorure de mercure. — *V. Sublimé corrosif.*

Brucine. — V. *Strychnine.*

Bryone.

SYMPTÔMES. — Vomissements, diarrhée, pupilles dilatées, coma.

TRAITEMENT. — Vider l'estomac, stimulants, eau-de-vie, vins généreux, thé fort, café noir.

Caféine.

SYMPTÔMES. — Nausées, étourdissements, langue sèche, tremblements, peau froide, collapsus.

TRAITEMENT. — Vomitifs ou lavage de l'estomac, acétate ou carbonate d'ammoniaque, stimulants, alcool, vin, café, thé. Frictions générales. Injections hypod. de 1 centigr. de morphine associé, à 1 millig. de sulfate d'atropine.

Calabar.

SYMPTÔMES. — Secousses dans les muscles, vertige, pupilles dilatées, prostration, mort.

TRAITEMENT. — Vider l'estomac. — Injection hypod.

de 1 milligr. de sulfate d'atropine ou potion avec 20 gouttes de teinture de belladone ou chloral, 1 gr. toutes les heures. Dans les cas graves, inject. hypod. de 1 millig. 1/2 de strychnine. Stimulants.

Camphre.

Symptômes. — Vertiges, troubles de la vision, délire, convulsions, peau moite, pouls rapide, faible, odeur caractéristique du camphre.

Traitement. — Vider l'estomac. Stimulants. Inhalations d'éther. Ne pas donner d'alcool par la bouche si le camphre a été pris sous forme solide.

Cantharides.

Symptômes. — Vomissements quelquefois sanguinolents, diarrhée, salivation, envie d'uriner.

Traitement. — Vomitifs ou lavage de l'estomac, purgatifs non huileux (huile sous aucune forme), camphre et opium, sulfate de soude 30 gr., eau albumineuse, bains chauds, tisane d'orge, gruau.

Carbolique (Acide). — V. *Phénique* (*Acide*).

Carbonique (Acide). Oxyde de carbone.

Symptômes. — Pesanteur de tête, bourdonnements d'oreille, étourdissements, cyanose de la face et des extrémités, battements violents du cœur, coma, mort.

Traitement. — Donner de l'air au malade, respiration artificielle, inhalations d'oxygène, ammoniaque sous les narines, stimulants, douches froides sur la tête, saignée, frictions, injections d'éther, lavements de café fort, frictions.

Caustiques. Potasse. Soude. — V. *Potasse. Soude.*

TRAITEMENT. — Eau acidulée avec acide acétique, acide citrique, vinaigre, eau albumineuse, lait, huile d'olives.

Champignons.

SYMPTÔMES. — Vomissements, diarrhée, rétrécissement des pupilles avec excitation cérébrale, pouls lent, coma avec dilatation des pupilles, mort.

TRAITEMENT. — Vider l'estomac, vomitifs, ou lavage, injections hypod. de 1 milligr. de sulfate d'atropine ou potion avec XXX gouttes de teinture de belladone, purgatif, éther, acétate d'ammoniaque, alcool, couvertures chaudes, oxygène.

Chloral.

SYMPTÔMES. — Sommeil intense, diminution de la sensibilité, face livide, pouls lent, extrémités froides, mort par arrêt de la respiration.

TRAITEMENT. — Vomitifs ou lavage de l'estomac, tenir le malade éveillé de toutes les manières, injections hypod. de caféine et de strychnine, lavements de café, respiration artificielle, inhalations de nitrite d'amyle.

Chlorate de potasse ou de soude.

TRAITEMENT. — Vomitif ou lavage de l'estomac, purgatifs, boissons émollientes.

Chlore.

SYMPTÔMES. — Irritation de la gorge, toux sèche, sécheresse de la langue et de la gorge.

TRAITEMENT. — Air frais, inhalations d'eau ammoniacale ou d'hydrogène sulfuré, calmer la toux par les vapeurs d'éther.

Chlorhydrique (Acide).

SYMPTÔMES. — Chaleur intense à la gorge et à l'estomac, vomissements colorés, quelquefois sanguinolents, langue tuméfiée, soif intense, peau froide, visqueuse, mort tardive.

TRAITEMENT. — Boissons alcalines en quantité, bicarbonate de soude, lessive de soude diluée, magnésie calcinée 50 à 100 gr., eau de savon, eau de chaux, huile d'olives, eau albumineuse, boissons émollientes, lait. Ne pas pratiquer le lavage de l'estomac.

Chloroforme en inhalations.

TRAITEMENT. — Respiration artificielle par les tractions rythmées de la langue, méthode de Laborde, après avoir nettoyé la bouche. Aération, inhalations d'oxygène, marteau de Mayor, inhalations de nitrite d'amyle.

Chloroforme en ingestions.

SYMPTÔMES. — Odeur caractéristique de l'haleine, brûlures à l'estomac, peau froide, pouls petit, insensible, coma par anesthésie complète.

TRAITEMENT. — Vider l'estomac. Lavage avec de l'eau de Vichy ou du bicarbonate de soude, huile d'amandes douces ou d'olives en grande quantité, stimulants, café, thé, injections de caféine.

Chromique (Acide). — V. *Bichromate de potasse.*

Ciguë. Cicutine.

SYMPTÔMES. — Troubles de la vue, impossibilité d'avaler, pupilles fixes, abolition de la puissance musculaire, asphyxie, mort.

TRAITEMENT. — Vomitifs ou lavage de l'estomac, astringents, infusion de café vert, thé vert, écorce de chêne, tanin, stimulants, alcool, injections hypodermiques de 1 millig. de sulfate d'atropine, respiration artificielle, chaleur.

Cocaïne et Sels.

SYMPTÔMES. — Troubles de la vue, impossibilité d'avaler, pupilles fixes, respiration haletante, démarche titubante, extrémités froides, syncope, mort.

TRAITEMENT. — Vider l'estomac, stimulants, alcool, éther, caféine, café, thé, inhalations de nitrite d'amyle, sinapisation, respiration artificielle.

Colchique.

SYMPTÔMES. — Vomissements répétés, sanguinolents, soif intense, sueurs profuses, pupilles dilatées, pouls faible, syncope, mort.

TRAITEMENT. — Injections hypodermiques d'éther, café ou thé fort, tanin, stimulants, boissons émollientes, inhalations de nitrite d'amyle, couvertures chaudes.

Coloquinte.

SYMPTÔMES. — Vomissements sanguinolents, pouls petit, extrémités froides, collapsus, mort.

TRAITEMENT. — Vomitifs ou lavage de l'estomac, stimulants : alcool, éther, café, thé.

Crayons de couleur.

SYMPTÔMES. — Vomissements intenses, soif intense, constriction de la gorge, convulsions, mort. Symptômes variant suivant la composition des crayons.

TRAITEMENT. — Vomitifs, lavage de l'estomac, oxyde de fer hydraté ou fer dialysé à hautes doses dans de l'eau pour combattre l'arsenic qui pourrait exister.

Créosote. — V. *Phénique (Acide)*.

Croton (Huile de).

SYMPTÔMES. — Vomissements, diarrhée liquide, brûlures de l'estomac, sueurs froides, colapsus, mort.

TRAITEMENT. — Vider l'estomac, boissons émollientes, stimulants, eau albumineuse, esprit de camphre X gouttes toutes les 5 ou 10 minutes, laudanum, injections hypodermiques de morphine, stimulants.

Cuivre (Sels de).

SYMPTÔMES. — Saveur métallique dans la bouche, constriction de la gorge, coliques, vomissements, respiration difficile, soif intense, pouls petit, maux de tête, coma, mort.

TRAITEMENT. — Vider l'estomac, lait à volonté, boissons émollientes, injections de morphine ou laudanum, magnésie calcinée ou limaille de fer et soufre, blancs d'œufs.

Curare.

SYMPTÔMES. — Troubles de la vue, maux de tête, paralysie des membres inférieurs, paralysie des muscles respiratoires, asphyxie.

Traitement. — Respiration artificielle, continuée pendant 5, 10, 15, 20 heures, stimulants, eau-de-vie, vins généreux, café, thé fort.

Cyanhydrique (Acide), Cyanure de potassium
Acide prussique.

Symptômes. — Phénomènes très rapides, généralement mort brusque, insensibilité, pertes des forces, respiration spasmodique, convulsions, mort.

Traitement. — Peroxyde de fer hydraté en quantité, sulfate de fer en solution à hautes doses, vider l'estomac, stimulants, éther, acétate d'ammoniaque, injections d'éther, injections hypod. de 1 milligr. sulfate d'atropine, ou teinture de belladone XXX gouttes à l'intérieur, respiration artificielle, oxygène, courants électriques. Agir très rapidement.

Datura. Daturine. — V. *Stramonium*.

Digitale. Digitaline.

Symptômes. — Coliques violentes, diarrhée, vomissements verdâtres, maux de tête, pupilles dilatées, peau visqueuse, urines nulles, coma, mort.

Traitement. — Vomitifs, lavage de l'estomac, astringents, tanin, café, thé, écorce de chêne, acide gallique, eau-de-vie, éther, ammoniaque, injections hypod. de 1/4 de milligr. d'aconitine ou potion avec XXX gouttes d'alcoolature de racines d'aconit. Garder la position couchée absolue, même après disparition des phénomènes.

Duboisine. — V. *Belladone*.

Eau-forte. — V. *Nitrique (Acide)*.

Emétique. — V. *Antimoine*.

Ergot de Seigle.

Traitement. — Vider l'estomac, purgatifs, sulfate de soude ou de magnésie, huile de ricin, astringents, tanin, écorce de chêne, thé, café, stimulants, eau-de-vie, éther, vins généreux, acétate d'ammoniaque. En cas de crainte d'avortement, lavement opiacé.

Esérine. — V. *Calabar*.

Essence de mirbane. — V. *Nitrobenzine*.

Essence de térébenthine. — V. *Térébenthine*.

Ether.

En inhalations.

Traitement. — Grand air, faire respirer de l'ammoniaque, lotions froides, respiration artificielle, tractions rythmées de la langue, procédé de Laborde, marteau de Mayor, inhalations de nitrite d'amyle.

Fève Saint-Ignace. — V. *Strychnine*.

Gaz d'éclairage.

Symptômes. — Haleine sentant le gaz, vertiges, maux de tête, pupilles dilatées, insensibilité, perte de mémoire, respiration très pénible, asphyxie, mort.

Traitement. — Respiration artificielle, air frais, oxygène, ammoniaque sous les narines, ablutions froides sur la tête, sinapisation, électricité, café, thé, eau-de-vie, lavement d'un 1/2 litre de café fort. Saignée.

Gelsemium sempervirens.

SYMPTÔMES. — Vertiges, maux de tête, démarche titubante, suffocation, respiration pénible, écume dans la bouche, coma, mort.

TRAITEMENT. — Vomitifs ou lavage d'estomac. Stimulants, injection hypod. de 1 millig. de sulfate d'atropine ou potion avec XXX gouttes de teinture de belladone, respiration artificielle, oxygène.

Huile de croton. — V. *Croton*.

Hydrochlorique (Acide). — V. *Chlorhydrique (Acide)*.

Hyoscyamine. — V. *Jusquiame. Atropine*.

Iode.

SYMPTÔMES. — Chaleur à la gorge, diarrhée, vomissements jaunes ou bleus, vertiges.

TRAITEMENT. — Vomitifs, lavage de l'estomac, eau amidonnée (amidon 50, eau 150) par cuillerées, eau albumineuse, gruau, orge, guimauve, magnésie calcinée; en cas de douleurs, injections de morphine.

Iodoforme.

SYMPTÔMES. — Vomissements, céphalée, insomnie, anorexie, goût d'iodoforme dans la bouche.

TRAITEMENT. — Supprimer la cause, pansements, etc. Bains alcalins, soude, potasse, potion avec 15 gr. carbonate de potasse pour 200 d'eau, 1 cuillerée toutes les 2 heures, injections hypod. de sulfate d'atropine.

Iodures.

SYMPTÔMES. — Saveur métallique, douleurs d'estomac, vertiges, maux de tête.

TRAITEMENT. — Limonade sulfurique avec 2 gr. d'acide sulfurique pour 1000 gr. d'eau sucrée, puis eau amidonnée.

Jaborandi. Pilocarpine.

SYMPTÔMES. — Vomissements, sudation exagérée, salivation abondante, abattement.

TRAITEMENT. — Vomitifs s'ils n'existent pas, lavage de l'estomac, stimulants, alcool, acétate d'ammoniaque, café, thé fort, injections hypod. de sulfate d'atropine 1 milligr. ou potion avec XXX gouttes de teinture de belladone, astringents, tanin, écorce de chêne.

Jusquiame. Hyoscyamine.

SYMPTÔMES. — Pupilles dilatées, vision trouble, abolition de la puissance musculaire, nausées, vomissements, délire, coma, mort.

TRAITEMENT. — Vider l'estomac, stimulants, alcool, café, sinapisations, injections hypodermiques de 1 centigr. de pilocarpine, répétées deux, trois et quatre fois, ou bien teinture de jaborandi 7 grammes en potion.

Kairine. — V. *Résorcine.*

Laurier-Cerise (Eau de).

SYMPTÔMES. — Peau froide, yeux fixes, insensibilité, perte de force dans les membres, oppression, douleurs à l'estomac, convulsions.

TRAITEMENT. — Vomitifs ou lavage de l'estomac, sinapismes ou sinapisine sur les jambes, boissons stimulantes, café fort, thé, éther, acétate d'ammoniaque, électrisation, oxygène.

Liqueur de Fowler. — V. *Arsenic.*

Lobélie.

Symptômes. — Vomissements intenses, prostration, céphalée, insensibilité, convulsions, collapsus.

Traitement. — Lavage de l'estomac, tanin, écorce de chêne, alcool, éther, couvertures chaudes.

Mercure (Sels de). — V. *Sublimé corrosif.*

Morphine.

Symptômes. — Excitation psychique, sécheresse de la bouche, soif vive, maux de têtes, lassitude, sommeil profond, pouls ralenti, collapsus, mort.

Traitement. — Lavage de l'estomac de préférence aux vomitifs, maintenir le malade éveillé par tous les moyens possibles, le frapper avec une serviette mouillée, lavement de café fort, injections de caféine, injections de 1 à 3 millig. de sulfate d'atropine au début, puis 1 à 2 milligr. après 1 à 2 heures, respiration artificielle. En cas de morphinomanie, cesser les injections progressivement, remonter le malade.

Muscarine. — V. *Champignons.*

Nicotine. — V. *Tabac.*

Nitrate d'argent.

Symptômes. — Vomissements qui se colorent à l'air.

Traitement. — Lavage de l'estomac avec de l'eau chargée de chlorure de sodium à 3 0/0, faire boire de l'eau salée, 10 gr. de sel pour 250 gr. d'eau, administrer un émétocathartique, boissons émollientes, orge, guimauve, eau albumineuse, lait.

Nitrate de potasse. Salpêtre.

SYMPTÔMES. — Vomissements, douleurs d'estomac, d'abdomen, diarrhée, extrémités froides, convulsions, collapsus.

TRAITEMENT. — Vomitifs ou lavage d'estomac, eau albumineuse, boissons émollientes, graine de lin, guimauve, huile d'olives, stimulants, alcool, éther, injections hypod. de 1 milligr. de sulfate d'atropine.

Nitrique (Acide). Azotique (Acide). Eau forte.

SYMPTÔMES. — Symptômes rapides, douleurs cuisantes à la gorge, vomissements sanguinolents, difficulté de parler, respiration difficile, peau visqueuse.

TRAITEMENT. — Eau alcaline à hautes doses, eau de savon, magnésie calcinée, craie, lessive de soude, boissons émollientes, lait, eau de guimauve, de graine de lin, eau albumineuse, injections de morphine, trachéotomie.

Nitrite d'amyle.

SYMPTÔMES. — Odeur caractéristique.

TRAITEMENT. — Air frais, vider l'estomac, respiration artificielle, faire garder la position couchée longtemps, même après disparition des phénomènes.

Nitrite de sodium.

SYMPTÔMES. — Peau livide, secousses tétaniques, nausées, vomissements, prostration.

TRAITEMENT. — Vomitifs ou lavage d'estomac, air frais, injections d'ergotine, respiration artificielle, oxygène, position couchée absolue.

Nitro-benzine. Essence de mirbane.

SYMPTÔMES. — Nausées, lourdeur de tête, respiration difficile, cyanose, convulsions tétaniques, asphyxie, mort.

TRAITEMENT. — Vider l'estomac, faire sentir de l'ammoniaque, injections de 1 milligr. de sulfate d'atropine ou potion avec XXX gouttes de teinture de belladone, respiration artificielle, oxygène.

Nitro-glycérine.

SYMPTÔMES. — Maux de tête, palpitations, fourmillements, anxiété, nausées, collapsus.

TRAITEMENT. — Position couchée absolument stricte, sac de glace sur la tête, injections d'ergotine ou potion avec 3 gr., injections de 1 millig. de sulfate d'atropine ou XX gouttes de teinture de belladone en potion, injections d'éther.

Noix vomique. — V. *Strychnine*.

Opium.

SYMPTÔMES. — Excitation cérébrale, puis lassitude, maux de tête, somnolence, muscles relâchés, peau froide, lèvres pâles, respiration difficile, pouls faible, mort.

TRAITEMENT. — Vomitifs ou lavage d'estomac, stimuler le malade, le tenir éveillé par n'importe quel moyen, solution de tanin ou d'acide gallique, café fort, thé, alcool, éther. Injections d'atropine ou potion belladonée, respiration artificielle, oxygène.

Oxalique (Acide). — V. *Sel d'oseille*.

Oxyde de carbone. — V. *Carbonique (Acide)*.

Paraldéhyde. — V. *Chloral*.

Perchlorure de fer.

SYMPTÔMES. — Saveur métallique, douleurs d'estomac, quelquefois vomissements.

TRAITEMENT. — Vider l'estomac, astringents, tanin, noix de galle, écorce de chêne, boissons émollientes, graine de lin, guimauve, orge, blancs d'œufs, huile d'amandes douces, huile d'olives, stimulants.

Pétrole.

SYMPTÔMES. — Odeur caractéristique de l'haleine.

TRAITEMENT. — Vider l'estomac, stimulants, alcool, éther, acétate d'ammoniaque, café, thé, maté.

Phénique (Acide). Carbolique (Acide). Phénol.
Phénate de soude.

SYMPTÔMES. — Cuisson partant de la bouche à l'estomac, lèvres et bouche blanches, peau visqueuse, haleine à odeur caractéristique, oreilles livides, urines noires, quelquefois nulles, coma, mort.

TRAITEMENT. — Sulfate de soude ou de magnésie pour lavage d'estomac, laisser l'estomac plein, émollients, sucrate de chaux, huile d'amandes douces, huile d'olives, stimulants, respiration artificielle, saignée.

Phosphore.

Symptômes. — Vomissements lumineux dans l'obscurité, odeur caractéristique, saignements de nez, convulsions, délire, urines albumineuses, mort ou convalescence très longue.

Traitement. — Vomitifs, essence de térébenthine non rectifiée 2 gr. toutes les 1/2 heures, purgatif avec 30 gr. de sulfate de soude ou de magnésie, au début solution de sulfate de cuivre, 1 gr. pour 50 gr. d'eau ou une solution de permanganate de potasse 1 gr. pour 300 gr. d'eau, lait, magnésie.

Physostigmine. Esérine. — V. *Calabar*.

Picrotoxine.

Symptômes. — Nausées, faiblesse musculaire, somnolence, convulsions, éruptions quelquefois.

Traitement. — Vider l'estomac, au début 1 gr. 50 de chloral dans 50 gr. d'eau ; 1/4 d'heure après, 0 gr. 60 de chloral ; si besoin est, bromures à hautes doses.

Pilocarpine. Pituri. — V. *Atropine, Jaborandi*.

Plomb.

Symptômes. — Saveur sucrée, astringente, métallique, désagréable, resserrement de la gorge, constipation opiniâtre. Dans le cas de coliques de plomb, liseré bleuâtre des gencives.

Traitement. — Vomitifs ou lavage de l'estomac, lavement purgatif du Codex ou sulfate de soude ou de magnésie 30 gr. dans de l'eau, limonade sulfurique, acide 2 gr., eau sucrée 1000 gr., lait, eau albumineuse, cataplasmes chauds.

Potasse. — V. *Bichromate, Caustiques, Chlorate.*

Précipité blanc. Précipité rouge. — V. *Sublimé corrosif.*

Protoxyde d'azote. — V. *Ether.*

Prussique (Acide). — V. *Cyanhydrique (Acide).*

Résorcine.

SYMPTÔMES. — Anesthésie du globe oculaire, vertiges, langue sèche, sueurs profuses, urines noires.

TRAITEMENT. — Lavage de l'estomac ou vomitifs, lavage avec une solution de soude ou de sucrate de chaux, eau albumineuse, émollients, stimulants, inhalations de nitrite d'amyle, injections hypodermiques de 1 milligr. de sulfate d'atropine.

Rue. Sabine.

SYMPTÔMES. — Vomissements, efforts violents pour provoquer les selles, coma, convulsions, mort.

TRAITEMENT. — Purgatifs, huile de ricin, activer ou provoquer les vomissements, compresses chaudes ou cataplasmes sur le ventre, eau albumineuse, émollients.

Salpêtre. — V. *Nitrate de potasse.*

Santonine.

SYMPTÔMES. — Vision troublée, vomissements, dépression.

TRAITEMENT. — Vider l'estomac, purgatifs, boissons stimulantes, eau-de-vie, éther, chloral, inhalations d'éther, ou de chloroforme, sinapisine.

Sel d'oseille. Oxalique (Acide).

SYMPTÔMES. — Phénomènes très rapides, crampes, douleurs d'estomac, vomissements sanguinolents, diarrhée, constriction de la gorge, toux sèche, lèvres et bouche blanches, tétanos quelquefois, coma.

TRAITEMENT. — Carbonate de chaux, craie, blanc d'Espagne, magnésie calcinée à hautes doses, purgatif, huile de ricin 30 à 40 gr., sucrate de chaux, boissons émollientes, guimauve, graine de lin, blancs d'œufs.

S'abstenir de donner du bicarbonate ou carbonate de potasse, de soude, d'ammoniaque.

Sels de cuivre. — V. *Cuivre.*

Sels de zinc. — V. *Zinc.*

Soude. — V. *Bichromate, Caustiques, Chlorate.*

Stramonium.

SYMPTÔMES. — Mêmes phénomènes que la Belladone.

TRAITEMENT. — Même traitement que la Belladone. Ne pas administrer de physostigmine.

Strychnine.

SYMPTÔMES. — Convulsions tétaniques, yeux proéminents, pouls faible et rapide, anxiété, respiration difficile, mort par asphyxie.

TRAITEMENT. — Vider l'estomac, astringents, tanin, écorce de chêne, bromures, chloral jusqu'à concurrence de 10, 15 et 20 de chloral et de 20 à 30 gr. de bromure, inhalations d'éther ou de chloroforme, respiration artificielle, lavements calmants de chloral ou de laudanum, injections hypod. de 1 à 1 milligr. 1/2 de curare.

Sublimé corrosif. Bichlorure de mercure.

SYMPTÔMES. — Bouche et lèvres blanches, saveur métallique prononcée, constriction de la gorge, douleurs d'estomac, vomissements sanguinolents, diarrhée sanguinolente, pouls petit, peau visqueuse, respiration difficile, suppression des urines, convulsions, mort.

TRAITEMENT. — Lavage de l'estomac ou vomitifs, eau albumineuse, hydrogène sulfuré, magnésie calcinée (30 gr. pour 300 gr. d'eau), eau albumineuse en quantité, farine et eau, bouillie d'orge, de gruau, stimulants.

Sulfate de cuivre. — V. *Cuivre*.

Sulfate de zinc. — V. *Zinc*.

Sulfurique (Acide). — V. *Nitrique (Acide)*.

Tabac. Nicotine.

SYMPTÔMES. — Vomissements, nausées, défaillances-

pouls faible, vue trouble, confusion dans les idées, peau visqueuse, pupilles dilatées, puis contractées.

TRAITEMENT. — Lavage d'estomac ou vomitifs, tanin ou acide gallique, écorce de chêne, décoction de noix de galle, café fort, thé, stimulants, alcool et éther, injections hypodermiques de 1/2 milligr. de sulfate de strychnine ou poudre de noix vomique de 0 gr. 30 à 0 gr. 60.

Tartre Stibié. — V. *Antimoine*.

Tartrique (Acide).

SYMPTÔMES. — Douleur intense dans l'abdomen, convulsions, colapsus, mort.

TRAITEMENT. — Carbonate de chaux, craie, blanc de Meudon, magnésie calcinée, eau de chaux, sucrate de chaud, purgatif avec 30 à 40 gr. d'huile de ricin.

Ne pas employer la potasse, la soude, l'ammoniaque ou leurs sels.

Térébenthine (Essence de).

SYMPTÔMES. — Odeur caractéristique de l'haleine, pouls rapide, pupilles contractées, ivresse, urines nulles ou à odeur particulière de violette.

TRAITEMENT. — Vider l'estomac, sulfate de magnésie (30 gr. dans de l'eau), lait, blancs d'œufs, tisane d'orge, de guimauve, de graine de lin ; en cas de douleur, injections hypod. de 1 millig. de chlorhydrate de morphine.

Vératrine.

SYMPTÔMES. — Vomissements, diarrhée, maux de tête, palpitations, convulsions, chaleur à l'épigastre, pupilles dilatées.

14.

TRAITEMENT. — Lavage de l'estomac ou vomitifs, stimulants, eau-de-vie, champagne, éther, café fort, thé, couvertures chaudes, position couchée stricte.

Vert de gris. — V. *Cuivre.*

Zinc (Sels de).

SYMPTÔMES. — Brûlures des lèvres, vomissements, dilatation de la pupille, pouls accéléré, respiration active, paralysie des muscles volontaires, coma, mort.

TRAITEMENT. — Vider l'estomac, carbonate de soude ou de potasse, en grande quantité, dissous dans de l'eau chaude, lessive de soude délayée dans l'eau. Astringents, tanin, écorce de chêne, acide gallique, noix de galle, huile de ricin 50 gr., lait, blancs d'œufs, compresses chaudes sur le ventre; en cas de douleurs, injections hypodermiques de 1 millig. de chlorhydrate de morphine.

QUATRIÈME PARTIE

LES
RENSEIGEMENTS PRATIQUES

I. — *Poids et Mesures.*

Poids anciens.

Expression graphique	RAPPORTS NUMÉRIQUES	Rapports décimaux	Rapports usuels
		gr. c.	
℔	La livre correspond à 16 onces.	489,504	500
	1/2 livre = 8 onces.	244,752	250
	1/4 livre ou quarteron = 4 onces.	122,376	125
	1/2 quart, = 2 onces.	61,188	60
℥	L'once.	30,594	30
	1/2 once.	15,287	15
ʒ	1 gros ou 72 grains.	3,824	4
	1/2 gros.	1,912	2
℈	1 scrupule.	1,274	
	1/2 scrupule.	0,637	
Gr: ou g̃	1 grain.	0,053	0. 05
β	1/2 grain.	0,025	0.025

Correspondance des poids anglais avec le gramme.

Livre.	Once.	Drachme.	Scrupule.	Grain.
453 gr. 592	28 gr. 34	3 gr. 888	1 gr. 296	0 gr. 0648

Correspondance des mesures anglaises avec le litre

Gallon.	Pinte.	Fluidonce.	Fluidrachme.	Minim.
4 lit. 543	o lit. 578	28 cc. 39	3 cc. 54	o cc. o59

Evaluation en poids des diverses mesures.

Une cuillerée à café équivaut à............... 5 gr. d'eau ou 7 gr. 5o sirop.
Une cuillerée à dessert ou à thé équivaut à....... 10 gr. — ou 15 gr. —
Une cuillerée à potage équivaut à............... 15 gr. — ou 20 gr. —
Un verre ou 12 cuillerées à soupe équivaut à....... 18o gr. —

Poids des gouttes obtenues avec le compte-gouttes normal à + 15°

	Poids de 1 goutte.	Nombre pour 1 gr.
Acide acétique cristallisable D = 1,o635.	0,o181	55
— azotique officinal D = 1,39o.....	0,o434	23
— — alcoolisé (alcool nitrique.	0,o185	54
— chlorhydrique officinal D = 1,171.	0,o476	21
— cyanhydrique médicinal au 1/200°.	0,o5oo	20
— phénique (acide, 1 p.; alcool à 9o°, 1 p.).....................	0,o2oo	5o
— sulfurique officinal D = 1,843...	0,o384	26
— — dilué au 1/2o°.........	0,o5oo	20
— — alcoolisé (eau de Rabel).	0,o185	54
Alcool à 9o° D = o,8339...............	0,o164	61
— à 8o° D = o,8638...............	0,o178	56
— à 6o° D = o,9133...............	0,o192	52
Alcoolature d'aconit (feuille)............	0,o189	53
— — (racine)............	0,o189	53
Ammoniaque liquide officinale D =o,925.	0,o454	22
Chloroforme D = 1,5oo...............	0,o178	56
Chlorure (per) de fer, solution officinale D = 1,26...............	0,o5oo	20
Créosote du hêtre D = 1,o67.........	o,o232	43

	Poids de 1 goutte.	Nombre pour 1 gr.
Éther acétique D = 0,915...............	0,0172	58
— officinal D = 0,720...............	0,0111	90
— — alcoolisé (liq. d'Hoffmann)	0,0139	72
Glycérine officinale D = 1,243.........	0,0400	25
Gouttes amères de Baumé.............	0,0189	53
— noires anglaises.............	0,0270	37
Huile de croton.....................	0,0208	48
— phosphorée.................	0,0208	48
— volatile de menthe...........	0,0200	50
— — de pétrole.............	0,0175	57
— — de térébenthine D = 0,864.	0,0185	54
Laudanum de Rousseau..............	0,0285	35
— de Sydenham.............	0,0303	33
Liqueur de Fowler au 1/100ᵉ..........	0,0434	23
Soluté de chloral au tiers.............	0,0322	31
— de chlorhydrate de morphine 1/20ᵉ et 1/100ᵉ.....................	0,0500	20
— de nitrate d'argent au 1/8ᵉ, au 1/4, à PE.....................	0,0500	20
— de sulfate d'atropine au 1/100ᵉ et au 1/1000ᵉ.................	0,0500	20
— de sulfate de strychnine au 1/100ᵉ et au 1/1000ᵉ.................	0,0500	20
— de zinc au 1/100ᵉ et au 1/1000ᵉ et saturé.....................	0,0500	20
Teinture d'aconit (feuille).............	0,0189	53
— — (racine).............	0,0189	53
— de belladone.............	0,0189	53
— de cantharides.............	0,0175	57
— de castoréum.............	0,0175	57
— — éthérée...........	0,0721	82
— de colchique (bulbe).............	0,0189	53
— — (semences).......	0,0189	53
— de digitale.................	0,0189	53
— d'extrait d'opium.............	0,0189	53
— d'iode.....................	0,0164	61
— de noix vomique.............	0,0175	57
— d'opium camphré (élixir parégorique).................	0,0192	52

	Poids de 1 goutte.	Nombre pour 1 gr.
Teinture de scille........................	0,0189	53
— de valériane........................	0,0189	53
Vin de colchique (bulbe).................	0,0303	33
— — (semence)...........	0,0303	33
— de grenache D = 1,028............	0,0303	33
Vinaigre, à 8 p. 100 d'acide réel........	0,0384	26
— scillitique....................	0,0384	26

Poids des gouttes des nouvelles teintures internationales (1) et de quelques autres médicaments (Yvon).

	Poids de 100 gouttes.	Nombre de gouttes pour 1 gr.
Alcool absolu....................	1,427	70
— à 95°.....................	1,535	65
— à 90°.....................	1,587	63
— à 80°.....................	1,687	59
— à 70°.....................	1,750	57
— à 60°.....................	1,830	54
Bromoforme.....................	2,481	40
Chloroforme....................	1,650	60
Elixir parégorique...............	1,905	52
Ether officinal..................	1,070	93
Teinture d'aconit (racine)........	1,750	57
— de belladone............	1,755	57
— de cantharides.........	1,760	57
— de colchique (semences).	1,755	57
— de digitale.............	1,755	57
— d'iode (alcool à 95°)....	1,562	64
— d'ipéca.................	1,755	57
— de jusquiame...........	1,750	57
— de lobélie..............	1,755	57
— de noix vomique........	1,750	57
— de strophantus.........	1,755	57

(1) Teintures au dixième, préparées avec l'alcool à 70° centisémaux.

Correspondance des degrés de l'alcoomètre centésimal avec les densités.

Degrés centésimaux	Densités correspondantes	Degrés centésimaux	Densités correspondantes	Degrés centésimaux	Densités correspondantes	Degrés centésimaux	Densités correspondantes
0	1,000	26	0,970	52	0,931	78	0,870
1	0,998	27	0,969	53	0,929	79	0,867
2	0,997	28	0,968	54	0,927	80	0,864
3	0,996	29	0,967	55	0,925	81	0,862
4	0,994	30	0,966	56	0,923	82	0,859
5	0,993	31	0,965	57	0,921	83	0,856
6	0,991	32	0,963	58	0,918	84	0,853
7	0,990	33	0,962	59	0,916	85	0,850
8	0,989	34	0,961	60	0,914	86	0,847
9	0,988	35	0,959	61	0,912	87	0,844
10	0,987	36	0,958	62	0,910	88	0,841
11	0,985	37	0,957	63	0,907	89	0,838
12	0,984	38	0,955	64	0,905	90	0,835
13	0,983	39	0,954	65	0,903	91	0,831
14	0,982	40	0,952	66	0,900	92	0,828
15	0,981	41	0,951	67	0,898	93	0,824
16	0,980	42	0,949	68	0,896	94	0,820
17	0,979	43	0,947	69	0,893	95	0,817
18	0,978	44	0,946	70	0,891	96	0,813
19	0,977	45	0,944	71	0,888	97	0,809
20	0,976	46	0,942	72	0,886	98	0,804
21	0,975	47	0,940	73	0,883	99	0,799
22	0,974	48	0,938	74	0,880	100	0,795
23	0,973	49	0,937	75	0,878		
24	0,972	50	0,935	76	0,875		
25	0,971	51	0,933	77	0,873		

Tableau comparatif des thermomètres centigrade, Réaumur et Fahrenheit.

Centigrade	Réaumur	Fahrenheit	Centigrade	Réaumur	Fahrenheit
— 20°	— 16°	— 4°	+ 55°	+ 44°	+ 131
— 15	— 20	+ 5	60	48	140
— 10	— 8	14	65	52	149
— 5	— 4	23	70	56	158
0	0	32	75	60	167
+ 5	+ 4	41	80	64	176
10	8	50	85	68	185
15	12	59	90	72	194
20	16	58	95	76	203
25	20	77	100	80	212
30	24	86	105	84	221
35	28	95	110	88	230
40	36	104	115	92	239
45	32	113	120	96	248
50	40	122			

II. — *Détermination des Densités.*

Densité des solides par la méthode du flacon.

1º On fait la tare totale du flacon plein d'eau et du corps dont on cherche la densité.

2º On enlève le corps et on le remplace par des poids marqués P.

3º On plonge le corps dans le flacon et on remplace l'eau sortie par les poids marqués P'.

La température t n'ayant pas changé, on a la densité Dt du corps à t^o par la formule suivante, dans laquelle d, est la densité de l'eau à t^o et a le poids du centimètre cube d'air dans les circonstances de l'expérience :

$$Dt = \frac{P}{P\prime} dt - \frac{P - P\prime}{P\prime} a \text{ (on néglige souvent } \frac{P - P\prime}{P\prime} a)$$

Si, au lieu de l'eau, on employait un liquide d'une densité $D\prime t$ à t degré, on aurait

$$Dt = \frac{P}{P\prime} D\prime t - \frac{P - P\prime}{P\prime} a$$

La densité $D\prime t$ est connue, lorsqu'on connaît la densité à zéro $D\primeo$ et le coefficient de la dilatation.

$$D\prime t = \frac{D\primeo}{1 \times k\, t^o}.$$

Densité des liquides par la méthode du flacon.

1º On fait la tare du flacon vide en plaçant à côté de celui-ci un poids présumé supérieur à celui du liquide le plus lourd, 10 grammes par exemple.

2º On remplit le flacon d'eau a zéro et, pour rétablir l'équilibre, on diminue de $P\prime$ grammes les 10 grammes primitifs.

3º On remplit le flacon de liquide a zéro et on rétablit encore l'équilibre en diminuant de P grammes les 10 grammes primitifs.

On a comme précédemment; la densité de l'eau a zéro étant 0,999871.

$$Do = \frac{P}{P\prime} 0,999871 - \frac{P - P\prime}{P\prime} a.$$

Densités de quelques composés inorganiques.

LIQUIDES.		Iode à 17°...............	4,95
		Iridium à zéro...........	22.38
Acide cyanhydrique à		Lithium..............	0,59
15°............	0,694	Magnésium...........	1,74
— azotique (AzO³H)		Mercure à — 40°.......	14,39
à 15°...........	1,53	Nickel fondu..........	8.57
— azotique quadrihy-		Or forgé............	19,36
draté (AzO³H+³/₂		— fondu.............	19,26
H²O)..............	1,42	Phosphore à 10°......	1,83
— hypoazotique......	1,451	— amorphe à	
— chlorhydrique sa-		10°........	1,96
turé à froid HCl		Platine à zéro.........	21,45
+3H²O............	1,208	Plomb à zéro........	11,37
— sulfurique à 15°...	1,841	Potassium.............	0,86
Brome à 15°..........	2,99	Ruthénium crist. à 20°.	12,26
Eau de mer...........	1,026	Sélénium noir à 15°...	4,80
Mercure a zéro........	13,596	— rouge à 15°.	4,5
Sulfure de carbone. à		Silicium cristallisé....	2,65
zéro..............	1,263	Sodium...............	0,97
		Soufre octaédrique....	2.07
ÉLÉMENTS SOLIDES.		— prismatique....	1,97
		Thallium.............	11,86
Aluminium laminé...	2,67	Titane..............	5,30
Antimoine à 15°.......	6,72	Tungstène...........	17,60
Argent fondu.........	10,47	Zinc.................	7,19
Arsenic............	5,69		
Bismuth.............	9,82		
Bore cristallisé........	2,69	**OXYDES.**	
Cadmium laminé......	8,69		
Carbone, diamant.....	3,53	Acide arsénieux.......	3,79
— graphite.....	2,2	Alumine.............	4
Charbon de bois lourd.	0,52	Baryte anhydre.......	4,73
— léger .	0,32	— hydratée crist...	1,66
Cuivre laminé.........	8,95	Potasse caustique.....	2,4
— fondu..........	8,85	Soude caustique.......	2
Etain..............	7,29	Oxyde de fer (hématite).	5,25
Fer forgé............	7,79	Fer magnétique.......	5,1
— fondu..........	7,25	Oxyde de manganèse	
Acier forgé..........	7,8	(braunite)...........	4,75
— fondu..........	7,6	Hausmannite........	4,7
Fonte..............	7	Pyrolusite...........	4,9

Oxyde de plomb (litharge)	7,9
— de plomb (minium)	8,95
Silice (agate)	2.58
— (quartz)	2,65
Glace à 0°	0,92
Chaux vive	3,2
Oxyde de chrome	5,2
— cobaltique	5,6
— cuivreux	5,8
— cuivrique	6,4
— mercurique	11,3
— molybdique	3,5
— stannique	6,8

Sels.

Alun potass. crist.	1,73
— ammon. crist.	1,63
Azotate d'argent	4,36
— de baryum	3,2
— de potassium	2,12
— de sodium	2,26
— de strontium	2,8
Bichromate de potassium	2,603
Borax cristallisé	1,69
Bromure d'argent	6,35
— de potassium	2,42
Carbonate de baryum	4,3
— de calcium (arragonite)	2 9
— spath d'Islande	2,72
— de plomb	6,4
— de potassium	2,27
— de sodium cristallisé	1,45
Chlorate de potassium	2.35
Chlorure d'ammonium	1,5
— d'argent	5,5

Chlorure de baryum cristallisé	3,05
— de calcium fondu	2,21
— de calcium cristallisé	1,61
— de mercure (proto-)	7,0
— de mercure (bi-)	5,42
— de potassium	1,95
— de sodium	2,16
Chromate de plomb	6,1
— de potassium	2,64
Ferrocyan. potassique	1,83
Iodure d'argent	5,61
— de plomb	6,38
— de potassium	3,06
Oxalate d'ammonium	1,5
— de potassium acide	2,045
Phosphate de calcium	3,18
— de sodium cristallisé	1,525
— d'ammonium	1,5
Sulfate de baryum	4,5
— de calcium (gypse)	2,33
— de cuivre cristal.	2,3
— de fer —	1,97
— de magnésium cristal.	1,75
— de potassium	2,66
— de sodium cristallisé	1,5
— de zinc cristallisé	2.04
Sulfure d'antimoine	4,62
— d'argent	6,85
— d'arsenic (réalgar)	3,55

Sulfure d'arsenic (orpiment).........	3,48	Sulfure de zinc (blende)	3,92
— cuivreux.......	5,71		
— cuivrique......	4,16	**VERRES.**	
— ferreux........	4,4		
— de mercure....	2,13		
— de molybdène (bi-)...........	4,69	Porcelaine de Sèvres. .	2,15
— de plomb (galène)...........	7,4	— de Berlin. .	2,3
		Verre vert.............	2,64
		— cristal...........	2,95
		— flint français....	3,2
— stanneux......	4,97	— — anglais.....	3,5
— stannique.....	4,6		

Densités de quelques minéraux.

Albite.............	2,6	Strontianite.........	3,6
Amphibole.........	2,9—3,4	Withérite..........	4,3
Andalousite........	3,1		
Anthracite.........	1,4	Ambre.............	1,1
Apatite............	3,3	Corindon...........	4
Barytine...........	4,5	Cristal de roche.....	2,6
Bitume............	0,8—1,2	Diamant...........	3,5
Calamine..........	3,4	Émeraude..........	2,7
Cassitérite.........	6,9	Spinelle...........	3,6
Célestine..........	3,9	Topaze............	3,6
Chalcopyrite.......	4,2	Tourmaline........	3,1
Dolomie...........	2,9		
Épidote...........	3,2—3,5	Albâtre calcaire.....	2,7
Fluorine..........	3,2	Anhydrite..........	2,9
Grenat............	3,5—4,3	Ardoise............	2,8
Houille............	1,3	Basalte............	2,8
Idocrase...........	3,4	Calcaire grossier....	1,9—2,0
Lignite............	1,2	Granite............	2,7
Mica..............	2,7—3,1	Grès des Vosges.....	2,2
Orthose...........	2,4—2,6	Marbres...........	2,7
Pyrite.............	5	Pierre ponce........	2,2—2,5
Pyroxène..........	3,1—3,5	Porphyre..........	2,6—2,9
Rutile.............	4,3	Serpentine.........	2,6

Densités de mélanges d'eau et d'alcool. — Table de Gay-Lussac.

Alcool °/₀ en vol. à 15°, ou degrés alcoom.	Densités	Alcool °/₀ en vol. à 15°, ou degrés alcoom.	Densités	Alcool °/₀ en vol. à 15°, ou degrés alcoom.	Densités	Alcool °/₀ en vol. à 15°, ou degrés alcoom.	Densités
0	1,0000	26	0,9700	52	0,9309	78	0,8699
1	0,9985	27	0,9690	53	0,9289	79	0,8672
2	0,9970	28	0,9679	54	0,9269	80	0,8645
3	0,9956	29	0,9668	55	0,9248	81	0,8617
4	0,9942	30	0,9657	56	0,9227	82	0,8589
5	0,9929	31	0,9645	57	0,9206	83	0,8560
6	0,9916	32	0,9633	58	0,9185	84	0,8531
7	0,9903	33	0,9621	59	0,9163	85	0,8502
8	0,9891	34	0,9608	60	0,9141	86	0,8472
9	0,9878	35	0,9591	61	0,9119	87	0,8442
10	0.9867	36	0,9581	62	0,9096	88	0,8411
11	0,9855	37	0,9567	63	0,9073	89	0,8379
12	0,9844	38	0 9553	64	0,9050	90	0,8346
13	0,9833	39	0,9538	65	0,9027	91	0,8312
14	0,9822	40	0,9523	66	0,9004	92	0,8278
15	0,9812	41	0,9507	67	0,8980	93	0,8242
16	0,9802	42	0,9491	68	0,8956	94	0,8206
17	0,9792	43	0,9474	69	0,8932	95	0,8168
18	0,9782	44	0,9457	70	0,8907	96	0,8128
19	0,9773	45	0,9440	71	0,8882	97	0,8086
20	0,9763	46	0,9422	72	0,8857	98	0,8012
21	0,9753	47	0,9401	73	0,8831	99	0,7996
22	0,9742	48	0,9386	74	0,8805	100	0,7947
23	0,9732	49	0,9367	75	0,8779		
24	0,9721	50	0,9348	76	0,8753		
25	0,9711	51	0,9329	77	0,8726		

Nota. Pour avoir la quantité d'alcool p. 100 *en poids* (x), d'après la quantité *en volume* déterminée à l'alcoomètre (v), on prend dans la table la densité du mélange (D) et celle de l'alcool pur (d) et l'on effectue l'opération suivante : $x = v\dfrac{d}{D}$.

Pour avoir la quantité d'eau y, qui, ajoutée à 100 parties d'alcool marquant v degrés alcoométriques et possédant par conséquent la densité D, donnera un alcool marquant v' et d'une densité D', on effectuera l'opération suivante :

$$y = 100 \left(D' \frac{v}{v} - D \right).$$

Densités des solutions sucrées, donnant leur richesse en sucre.

Solutions contenant de 0 à 20 0/0. Température : + 15°,5.
Eau à + 15°,5 = 1 (Steinheil).

Densités	$C^{12}H^{22}O^{11}$ %	Densités	$C^{12}H^{22}O^{11}$ %	Densités	$C^{12}H^{22}O^{11}$ %
1,004066	1	1,033807	8	1,065219	15
1,008182	2	1,038214	9	1,069778	16
1,012345	3	1,042652	10	1,074343	17
1,016554	4	1,047123	11	1,078913	18
1,020807	5	1,051618	12	1,083483	19
1,025100	6	1,056133	13	1,088053	20
1,037434	7	1,060669	14		

Nota. — Pour avoir les vraies densités, il faut multiplier les nombres de la table par 0,999406.

Densités (à + 15°) des solutions de glycérine, donnant leur richesse en glycérine (Fabian).

Densités	$C^{3}H^{8}O^{3}$ %	Densités	$C^{3}H^{8}O^{3}$ %	Densités	$C^{3}H^{8}O^{3}$ %
1,024	10	1,117	45	1,210	80
1,031	20	1,127	50	1,232	90
1,075	30	1,159	60	1,241	94
1,105	40	1,179	70		

Mélanges réfrigérants de liquides et de sels pris à 10°.

		Proportion	Temp. obtenue
1	Eau...............................	1	−16°
	Azotate d'ammonium pulvérisé..,....	1	
	Sel ammoniac pulvérisé...............	5	
2	Azotate de potassium pulvérisé..,.....	5	12
	Eau...............................	16	
3	Acide chlorhydrique.................	5	18
	Sulfate de sodium pulvérisé...........	8	

Mélanges de neige et de sel à 0°.

	Proportion	Temp. obtenue
Neige	1	−18°
Sel marin	1	
Neige	2	51
Chlorure de calcium cristallisé, pulvérisé	3	
Neige refroidie à — 18°	1	55
Chlorure de calcium cristallisé, pulvérisé, à — 18°	2	
Acide sulfurique avec 1/2 v. d'eau, refroidi à 0°	1	33
Neige	2	

III. — *Détermination des points de fusion*

Points de fusion et d'ébullition de quelques corps minéraux.

	Fusion	Ebullition
	°	°
Acide arsénieux		220
— azotique monohydraté AzO^3H	— 50	86
— — quadrihydr. $AzO^3H + 3/2 H^2O$		123
— carbonique		— 78
— chlorhydrique D = 1,11		110
— cyanhydrique	— 13,8	26,2
— hypoazotique (peroxyde d'azote)	— 9	28
— iodhydrique D = 1,70		128
— sulfureux	— 79	— 10
— sulfurique anhydre	16	46
— — dit monohydraté (SO^4H^2)	pur 10,5	ord. 338
Acier	1300	
Alliage, 1 at. plomb, 3 at. étain	186	
— de Darcet (5p Pb, 3p Sn, 8p Bi)	94	
Aluminium	600	
Ammoniaque (gaz)	— 80	— 35
Antimoine	440	

	Fusion	Ébullition
	°	°
Argent	1000	
Arsenic	410	412
Protoxyde d'azote		— 86
Azotate d'argent	198	
Bismuth	265	
Brome	— 24,5	63
Bromure phosphoreux		175,3
— de silicium		153,4
Bronze	900	
Cadmium	320	860
Chlorure antimonieux	73	230
— d'argent	260	
— d'arsenic		132
— de cyanogène liquide	— 5	15,5
— de cyanogène solide	140	190
— d'étain (proto-)	250	
— — (per-)		115,4
— d'iode (proto-)	25	101 env.
— mercurique	265	300
— phosphoreux		78,3
— phosphorique	148	148
— de silicium		59
— de soufre (proto-)		138
— — (bi-)		64
— de sulfuryle (SO^2Cl^2)		77
— de zinc	250	250
Cuivre	1050	
Laiton	1015	
Eau de mer	— 2,5	103,7
Étain	235	
Fer doux	1500	
Fonte	1050	
Iode	113,5	>200
Lithium	180	
Magnésium	1000 env.	
Mercure	— 39,5	357,2
Or fin	1250	
— à 900/1000	1180	
Oxychlorure de phosphore		110
Phosphore	44,2	290

	Fusion	Ebullition
	o	o
Plomb.	335	1040
Potassium.	62,5	700
Sodium.	96	710
Soufre.	115	440
Sulfure de carbone.		48
Zinc.	412	1040

Points d'ébullition de quelques solutions saturées.

Nom du sel dissous.	Point d'ébullition	Quantité de sel pour 100 d'eau
Acétate de potassium.	169°	800
— de sodium.	124,4	209
Azotate d'ammonium.	164	209
— de calcium.	151	362
— de potassium.	116	335
Carbonate de potassium.	135	205
— de sodium.	104,6	48,5
Chlorure d'ammonium.	114,2	89
— de baryum.	104,2	60
— de calcium.	179,5	325
— de potassium.	108,4	59,4
— de sodium.	108 4	40,2
Phosphate de sodium.	106,6	112,6

IV. — *Renseignements chimiques.*

On peut représenter la composition des différents corps par des multiples de poids des différents corps simples que l'on appelle *nombres proportionnels*. Les nombres proportionnels employés autrefois étaient appelés *équivalents chimiques;* actuellement on en emploie d'autres, un peu différents, appelés *poids atomiques.*

Le *symbole chimique* d'un corps simple représente une quantité de ce corps égale soit à son équivalent, soit à son poids atomique, suivant que l'on emploie la notation en *équivalents* ou la notation en *atomes.* Cette dernière notation est employée universellement.

15.

Noms et formules chimiques de quelques corps usuels.

Nom scientifique.	Nom usuel.	Formule chimique notation atomique.
Acide azotique.....	Acide nitrique, eau forte, eau seconde.	AzO^3H.
— chlorhydrique...............	Acide muriatique, esprit de sel......	Hcl dissous dans l'eau.
— sulfurique...	Vitriol, huile de vitriol.............	SO^4H^2
Ammoniaque......	Alcali volatil......	AzH^3 dissous dans l'eau.
Azotate d'argent...	Nitrate d'argent, pierre infernale...	AzO^3Ag.
— de potasse.	Salpêtre..........	AzO^3K.
— de soude..	Salpêtre du Chili...	AzO^3Na.
Carbonate de chaux.	Craie. Marbre. Calcaire.............	Co^3Ca.
— de plomb.	Céruse. Blanc de céruse.............	Co^3Pb.
— de potasse...........	Potasse..........	Co^3K^2.
— de soude.	Cristaux de soude.	Co^3Na^2.
Chlorure de sodium.	Sel marin. Sel gemme.............	$NaCl$.
Oxyde de calcium..	Chaux..........	CaO.
— de potassium	Potasse caustique..	KoH.
— de sodium..	Minium..........	Pb^3O^4.
— de plomb...	Blanc de zinc......	ZnO.
— de zinc.....	Soude caustique...	$NaOH$.
Protoxyde de plomb	Massicot-Litharge..	PbO.
Sesquioxyde de fer.	Colcothar. Rouge d'Angleterre......	Fe^2O^3.
Sulfate de chaux..	Plâtre.............	$SO^4Ca + 2H^2O$
— de cuivre..	Vitriol bleu. Couperose bleue........	$SO^4Cu - 5H^2O$
— de fer.....	Vitriol vert. Couperose verte........	$SO^4Fe + 7H^2O$
— de zinc....	Vitriol blanc. Couperose blanche....	$SO^4Zn - 7H^2O$.

Noms des corps	Symboles chimiques	Equivalents chimiques	Poids atomiques
Métalloïdes			
Arsenic	As.	75.00	75.00
Azote	Az.	14.00	14.00
Bore	Bo.	11.00	11
Brôme	Br.	80.00	80
Carbone	C.	6.00	12
Chlore	Cl.	35.50	35.5
Fluor	Fl.	19.00	19
Hydrogène	H.	1.00	1.00
Iode	I.	127.00	127
Oxygène	O.	8.00	16
Phosphore	Ph.	31.00	31
Sélénium	Se.	39.75	79.5
Silicium	Si.	14.00	28
Soufre	S.	16.00	32
Tellure	Te.	64.00	128
Métaux.			
Aluminium	Al.	13.75	27.5
Antimoine	Sb.	120.30	240.6
Argent	Ag.	108.00	108.0
Baryum	Ba.	68.50	137
Bismuth	Bi.	210.00	210
Cadmium	Cd.	56.00	112
Calcium	Ca.	20.00	40
Chrôme	Cr.	26.20	52.4
Cobalt	Co.	29.50	59.0
Cuivre	Cu.	31.75	63.5
Etain	Sn.	59.00	118
Fer	Fe.	28.00	56
Iridium	Ir.	96.61	193.22
Lithium	Li.	7.00	7
Magnésium	Mg.	12.00	24
Manganèse	Mn.	27.60	55.2
Mercure	Hg.	100.00	200
Molybdène	Mo.	48.00	96
Nickel	Ni.	29.50	59
Or	Au.	196.20	392.4
Platine	Pt.	98.50	197
Plomb	Pb.	103.50	207
Potassium	K.	39.14	39.14
Sodium	Na.	23.00	23
Strontium	St.	43.75	87.5
Tungstène	W.	92.00	184
Zinc	Zn.	33.00	66

V. — *Propriétés des corps.*

Formule et solubilité des principaux composés minéraux.

La solubilité est indiquée pour l'eau à 15° et à 100° ; pour l'alcool, sans signe, vers 15°. Le chiffre donne le poids du sel soluble dans 100 parties de dissolvant. Les chiffres indiqués par les différents observateurs divergent beaucoup ; on a choisi ceux qui semble mériter le plus de confiance. Aq. = H^2O.

i. veut dire insoluble, insoluble dans ; — sol. ou s. soluble, soluble dans ;— ts. très soluble ; — ps. peu soluble; b. bouillant ; — déliq. déliquescent : — déc. décomposé par le dissolvant; — amm. ammoniaque, — ∞ en toutes proportions; s. glycérine précédé d'un chiffre, soit 20, indique que 20 p. du corps se dissolvent dans 100 p. glycérine

Corps	Formules	Solubilité dans 100 p.			Remarques
		Eau froide	Eau bouillante	Alcool concentré	
Alumine...............	Al^2O^3	i.	i.	i.	insol. acides. L'hydrate y est ts.
Oxyde d'antimoine.....	Sb^2O^3	i.	i.	i.	sol. acid. tar- triq.
Acide antimonique..|..	Sb^2O^5	i.	i.	i.	
Antimoniate de potas- sium de Fremy......	$K^2H^2Sb^2O^7 + 7$ aq.	ps.	décomp.	i.	ts. à 50° d.eau.
Oxyde d'argent........	Ag^2O	i.	i.	i.	
Acide arsénieux.......	As^2O^4	op. 1,2	11	0,72	sol. HCl et gly- cérine.
Arsénite de calcium...	$CaHAsO^3$	i.	i.	i.	sol. acides et sels amm.
— de potassium.	K^2HAsO^3	ts.	ts.		

Corps	Formules	Solution dans 100 p.			Remarques
		Eau froide	Eau bouillante	Alcool concentré	
Arsénite de sodium....	Na^2HAsO^3	ts.	ts.		
Acide arsénique.......	As^2O^5	150		ts.	20 s.glycérine
Arséniate d'argent....	Ag^3AsO^4	i.	i.	i.	s. acides et AzH^3.
— de baryum...	$Ba^3(AsO^4)^2$	0,05		i.	sol.dans 33000 p.eau amm.
— de calcium..	$Ca^3(AsO^4)^2$	i.	i.		sol. dans acides.
— ferrique.....	$Fe^2(AsO^4)^2$	i.	i.		
— de potassium	K^3AsO^4	déliq.	ts.	4	50 s. glycérine.
— de sodium...	$Na^3AsO^4 + 12$ aq.	28	ts.	1,8	50 s. glycérine.
— ammon.-magnés. à 100°.	$Mg.AzH^4AsO^4 + 1/2aq.$	0,02	i.	i.	0,006 eau am.
Azotate d'ammonium..	$AzH^4.AzO^3$	200	extr. s.	43; b. 8	
— d'argent.......	$AgAzO^3$	100	200	10; b. 25	s. glycérine et éth.
— de baryum....	$Ba(AzO^3)^2$	8	35	i.	
— de cobalt......	$Co(AzO^3)^2 + 6aq.$	déliq.	ts.	100	
— mercureux....	$Hg^2(AzO^3)^2 + 2aq.$	décomp.			
— mercurique....	$Hg(AzO^3)^2 + 2aq.$	décomp.			
— de plomb......	$Pb(AzO^3)^2$	50	140	i.	
— de potassium..	$KAzO^3$	30	335	b.2	
— de sodium.....	$NaAzO^3$	85	225	i.	
— de strontium..	$Sr(AzO^3)^2$	20	50	0,01	
— d'urane........	$(UO)AzO^3 + 3aq.$	215	tts.	333	25 s. éther.
— de zinc.... ...	$Zn AzO^3{}^2 + 6aq.$	déliq.	ts.	sol.	

Corps	Formules	Solubilité dans 100 p.			Remarques
		Eau froide	Eau bouillante	Alcool concentré	
Azotite de plomb......	$Pb(AzO^2)^{23}PbO$	0,08	26,1	i.	s.ac.acétique.
— de sodium.....	$NaAzO^2$	ts.	ts.	sol.	
Hydrate de baryum....	BaH^2O^2	4	50	b.0,5	
— cristallisé....	$BaH^2O^2+8aq.$	5	ts.	b.0,9	
Acide borique.........	BoO^3H^3	3	29	b.25	10s. glycérine.
Borax prismatique.....	$Na^2Bo^4O^7+10aq.$	6	200	ps.	60s. glycérine.
Bromure d'ammonium.	AzH^4Br	ts.	ts.	ps.	
— d'argent......	$AgBr$	i.	i.	i.	s.AzH³,KCy, Kbr
— de cadmium..	$CdBr^2+4aq.$	ts.	ts.	sol.	s. dans éther.
— ferreux.......	$FeBr^2+6aq.$	s.	ts.	s.	
— de lithium....	$LiBr$	ts.	ts.	s.	
— mercurique...	$HgBr^2$	0,4	4	s.	s.HBr
— de potassium.	KBr	25	100	0,5; b. 7	25s. glycérine.
— de strontium..	$SrBr^2+6aq.$	87	250	s.	
— de sodium....	$NaBr+6aq.$	75	112	ps.	
Carbonate d'ammonium sesquibasique.......	$(AzH^4)^3H^2.(CO^3)^3$	25	déc.	ps.	déc. à l'air.
— de baryum..	$BaCO^3$	0,007	0,006	ins.	
— de calcium...	$CaCO^3$	0,018	0,01	i.	
— ferreux......	$FeCO^3+aq.$	i.	i.	i.	
— lithium......	Li^2CO^3	1,2	1,5	i.	
— magnésium..	$MgCO^3+3aq.$	2	déc.	i.	
— manganèse..	$MnCO^3$	0,01	i.	i.	
— plomb.......	$PbCO^3$	0,002	i.	i.	
— potassium...	$K^2CO^3+2aq.$	149	305	i.	

Corps	Formules	Solubilité dans 100 p.			Remarques
		Eau froide	Eau bouillante	Alcool concentré	
Carbonate de sodium...	Na^2CO^3	15	48	i.	
— id. cristall.	$Na^2CO^3+10aq.$	60	420	i.	98 s. glycérine.
— zinc.........	$ZnCO^3+aq.$	0,005	j.	i.	
Hydrocarbonate de magnésium.............	$MgH^2O^2+MgCO^3+3aq$	0,01	0,1	i.	
— de zinc.	$3ZnH^2O^2+2ZnCO^3$	0,002	déc.	i.	
Bicarbonate de sodium.	$NaHCO^3$	10	déc. à 70°	i.	8 s. glycérine.
Hydrate de calcium....	CaH^2O^2	0,18	0,1	i.	
Chlorate d'ammonium.	AzH^4ClO^3	ts.	ts.	ps.	
— d'argent......	$AgClO^3$	20	50	ps.	
— de baryum...	$Ba(ClO^3)^2+aq.$	25	125	i.	
— de potassium.	$KClO^3$	5,6	60	0,8	3,5 s. glycérine.
— de sodium....	$NaClO^3$	100	200	s.	
Perchlorate d'ammonium...	AzH^4ClO^4	20	ts.	ps.	
— de baryum.	$Ba(ClO^4)^2+4aq.$	ts.	ts.	ts.	
— de potassium......	$KClO^4$	1,5	22	i.	
— de sodium..	$NaClO3$	déliq.	ts.	ts.	
Chlorure d'aluminium..	$Al^2Cl^6+12aq.$	400	ts.	50 ; b 75	
— d'ammonium.	AzH^4Cl	37	100	12	20 s. glycérine.
— antimonieux..	$SbCl^3$	s. déc.	déc.	ts.	ts. glycérine.
— antimonique..	$SbCl^5$	déc.		déc.	
— d'argent......	$AgCl$	i.	i.	i.	s. d. $Na^2S^2O^3$, KCy. NaCl, HCl.

Corps	Formules	Solubilité dans 100 p.			Remarques
		Eau froide	Eau bouillante	Alcool concentré	
Chlorure de baryum...	$BaCl^2+2aq.$	40	72	0,01	10 s. glycérine.
— de cadmium..	$CdCl^2+2aq.$	140	150	s.	
— de calcium...	$CaCl^2+6aq.$	400	650	13 b 70	
— cuivreux......	Cu^2Cl^2	i.	i.	i.	s.d.ACl,NaCl, AzH³.
— cuivrique.....	$CuCl^2+aq.$	60	ts.	s. b 100	
— stanneux.....	$SnCl^2+2aq.$	270 : déc.		s.	
— stannique....	$SnCl^4+5aq.$	ts.	déc.	déc.	
— ferreux.......	$FeCl^2+4aq.$	130	ts.	s.	
— ferrique......	$Fe^2Cl^6+6aq.$	ts.	ts.	ts.	s.éther et glycér.
— de lithium....	$LiCl+aq.$	65	123	ts.	s. d. éther.
— de magnésium	$MgCl^3+6aq.$	150	367	50 ; b 500	
— de manganèse.	$MnCl^2+4aq.$	150	650	53 ; b 100	
— mercureux....	Hg^2Cl^2	i.	i.	i.	
— mercurique...	$HgCl^2$	6,6	54	40 ; b 90	s.d.3 p. éther.
— d'or.........	$AuCl^3+4aq.$	65	ts.	ts.	s. d. éther.
— d'or acide....	$AuCl^3+3HCl$	s.	s.	s.	
— d'or et sodium.	$AuCl^4Na+2aq.$	s.	s.	s.	
— de palladium.	$PdCl^2+2aq.$	s.	ts.	s.	
— de platine....	$PtCl^4+8aq.$	s.	ts.	s.	s.alcool éthéré.
— de plomb.....	$PbCl^2$	0,6	5	0,5	
— de potassium.	KCl	32	58	0,5 b 2	
— de sodium....	$NaCl$	35,7	39,6	i.	20 s. glycérine.
— de strontium .	$SrCl^2+6aq.$	33	117	4,65	

Corps	Formules	Solubilité dans 100 p.			Remarques
		Eau froide	Eau bouillante	Alcool concentré	
Chlorure de zinc........	$ZnCl^3$	300	tp.	100	50 s. glycérine.
Chloroplatinate d'am - monium	$2AzH^4Cl,PtCl^4$	0,7	1,3	0,005	
— de césium	$2CsCl, PtCl^4$	0,05	0,38	i.	
— de potas- sium...	$2KCl,PtCl^4$	0,905	5,18	0,01	
— de rubi- dium...	$2RbCl,PtCl^4$	0,454	0,634	i.	
— de sodium	$2NaCl,PtCl^4$	ts.	ts.	s.	s alcool éthé- ré.
Acide chromique..	CrO^3	ts.	ts.	s. froid.	
Chromate d'argent.....	Ag^2CrO^4	i.	i.	i.	s. d. AzH^3 ou AzO^3H.
— de plomb....	$PbCrO^4$	i.	i.	i.	ts. potasse.
— de potassium	K^2CrO^4	50	60	i.	
Bichromate de potas- sium...............	$K^2Cr^2O^7$	10	100	i.	
— d'argent.......	$AgCy$	i.	i.	i.	s. cyanures.
— — et potas- sium...........	$KAgCy^2$	12,5	100	4	
— de mercure...	$HgCy^2$	12	53	5. b 20	27 s. glycérine.
— aureux........	$AuCy$	i.	i.	i.	s. cyanures.
— aurique......	$AuCy^3+6aq.$	ts.	ext. s.	s.	
— de potassium.	KCy	s.	122	1,2	s. alcool aqueux.
Ferrocyanure de potas- sium...............	$K^4FeCy^6+3aq.$	28	100	i.	

Corps	Formules	Solubilité dans 100 p.			Remarques
		Eau froide	Eau bouillante	Alcool concentré	
Ferricyanure de potassium...............	$K^7Fe^2Cy^{12}$	36	82	i.	
Fluoborate de potassium...............	KFl,BFl^3	1,4	s.	i.	
Fluorure d'ammonium.	AzH^4Fl	ts.	ts.	ps.	attaque le verre.
— de baryum....	$BaFl^2$	ps.	ps.	i.	
— de calcium...	$CaFl^2$	0,004	tr. p. s.	i.	
— de potassium.	$KFl + 2aq.$	s.	ts.	i.	attaque le verre.
Fluosilicate de calcium.	$CaFl^2.SiFl^4$	i déc.	déc.	i.	s.HFl et HCl.
— de potassium.....	$2KFl.SiFl^4$	0,13	0,66	i.	i. HCl.
— de sodium.	$2NaFl.SiFl^4$	ps.	ps.	i.	
Hypophosphite de sodium...............	NaH^2PO^3	dél.	ts.	s.	
Hyposulfite de sodium.	$Na^2S^2O^3 + 5aq.$	171	ts.	i.	fond à 48°.
Acide iodique..........	IO^5H	s.	ts.	s.	
Iodate de baryum......	$Ba(IO^3)^2 + aq.$	0,06	0,13	i.	
— de potassium...	KIO^3	5	32	i.	
— de sodium......	$NaIO^3$	7	35	i.	
Iodure d'ammonium...	AzH^4I	dél. ts.	ts.	s.	
— d'argent.........	AgI	i.	i.	i.	i. AzH^3s.AgAz O^3 KI, KCl, NaCl, KCy, III.

Corps	Formules	Solubilité dans 100 p.			Remarques
		Eau froide	Eau bouillante	Alcool concentré	
Iodure de cadmium....	CdI²	98	135	ts.	p. s. éther.
— ferreux.........	FeI² + 4aq.	ts.	déc.	s.	ts. glycérine.
— de lithium.:.....	LiI + 3aq.	dél. 150	600	ts.	s. alcool éthéré.
— mercureux......	Hg²I²	i.	i.	i.	
— mercurique.....	HgI²	ps.	ps.	0,8 b 8	s. 77 p. éther; s. KI,HgCl², etc.
— mercurico-potassique......	KI + HgI² + 1 1/2 aq.	del. déc.	déc.	s.	H²O donne HgI²+(2KI, HgI²).
— de palladium...	PdI²	i.	i.	i.	
— de platine....	PtI²	i.	i.	ps.	
— de plomb......	PbI²	0,08	0,5	i.	
— de potassium...	KI	140	220	2,5	40 s. glycérine.
— de sodium.....	NaI + 4aq.	185	300	s.	
— de strontium...	SrI²	185	400	s.	
— de zinc......	ZnI²	dél. s.	ts.	s.	40 s. glycérine.
Hydrate de magnésium.	MgH²O²	0,02	i.	i.	
Protoxyde de manganèse hydraté.........	4MnH²O² + H²O	i.	i.	i.	i alcal; ps. sels amm.
Oxyde intermédiaire de manganèse hydraté..	MnO,Mn²O³ + 4H²O	i.	i.	i.	

Corps	Formules	Solubilité dans 100 p.			Remarques
		Eau froide	Eau bouillante	Alcool concentré	
Sesquioxyde de manganèse hydraté.........	$Mn^2O^3 + H^2O$	i.	i.	id.	
Peroxyde de manganèse hydraté.............	$4MnO^2 + H^2O$	i.	i.	i.	
Bioxyde de mercure....	HgO	i.	traces.	i.	
Acide molybdique.....	MoO^3	0,2	0,5	i.	
Molybdate d'ammonium..............	$Mo^7O^{24}(AzH^4)^6 + 4H^2O.$	40	déc.		
Nitroprussiate de sodium...............	$Na^4Fe^2Cy^{10}(AlO^2)^2 + 4aq.$	40	ts.	ps.	
Acide osmique.........	OsO^4	s.	s.	s.	s. éther.
Permanganate de potassium.............	$K^2Mn^2O^8$	6,3	ts.	déc.	
Hydrate de potassium..	KHO	200	ts.	ts.	ts. glycérine.
Acide phosphorique...	PO^4H^3	dél. ts.	extr. s.	ts.	
— métaphosphorique...	PO^3H	dél. ts.	ts.	ts.	
— pyrophosphorique...	$P^2O^7H^4$	ts.	ts.	ts.	
Phosphate d'ammonium.... ordinaire...	$(AzH^4)^2HPO^4$	20	s.	i.	
— de calcium..	$Ca^3(PO^4)^2 + 2 aq.$	i.	i.	i.	s. acides.

Corps.	Formules	Solubilité dans 100 p.			Remarques
		Eau froide	Eau chaude	Alcool concentré	
Phosphate rétrogradé...	$CaHPO^4$	i.	i.	i.	s. acides ou citrate am. neutre (D= 1,09).
— de calcium acide.....	$CaH^4(PO^4)^2$	s.	s.	déc.	
— ferreux.....	$Fe^3(PO^4)^2 + 8aq.$	i.	i.	i.	
— ferrique.....	$Fe^2(PO^4)^2 + 4aq.$	i.	i.	i.	
— de magnésium ammoniacal.	$AzH^4,Mg,PO^4 + 6aq$	0,005	i.	i.	i. eau ammon.
— de sodium..	$Na^2HPO^4 + 12aq.$	25	50	i.	
— sod. ammon.	$Na,AzH^4,HPO^4 + 4aq.$	16	100	i.	
— d'urane analytique...	$(UrO)^2AzH^4,PO^4 + naq.$	i.	i.	i.	i. acétate AzH^3.
Pyrophosphate d'argent	$Ag^4P^2O^7$	i.	i.	i.	s. $Na^4P^2O^7$
— de fer........	$Fe^2P^2O^7$	i.	i.	i.	s. acides.
— de magnésium	$Mg^2P^2O^7 + 5aq.$	i.	i.	i.	
— de sodium....	$Na^4P^2O^7 + 10aq.$	s.	s.	i.	
— d'urane.......	$(UrO)^4P^2O^7$	i.	i.	i.	
— de potassium.	$K^4P^2O^7 + 3aq.$	ts.	ts.	i.	

Corps	Formules	Solubilité dans 100 p.			Remarques
		Eau froide	Eau chaude	Alcool concentré	
Acide silicique.........	SiO^2	i.	i.	i.	.
Silicate de sodium.....	$Na^2O, nSiO^2 + 4aq.$	s.	s.	i.	n inférieur à 9.
Hydrate de sodium.....	$NaHO$	60	127	s.	i. éther; ts. glycérine.
Acide sulfurique.......	H^2SO^4	∞	∞	∞	
Sulfate d'aluminium....	$Al^2(SO^4)^3 + 18aq.$	85	1130	i.	
— d'aluminium et ammonium 'alun ammoniacal)...	$(AzH^4)^2Al^2(SO^4)^4 + 24aq$	9	422	i.	
— d'aluminium et potassium(alun potassique)...	$K^2Al^2(SO^4)^4 + 24aq.$	9,5	358	i.	40 s. glycérine.
— d'ammonium...	$(AzH^4)^2SO^4$	70	100	i.	
— d'argent........	Ag^2SO^4	0,5	1,5	i.	sol. $AzO^3A.$
— de baryum.....	$BaSO^4$	i.	i.	i.	
— de cadmium....	$CdSO^4 + 4aq.$	95	ts.	i.	
— de calcium.....	$CaSO^4 + 2aq.$	0,20	0,18	i.	
— de cérium......	$Ce^2(SO^4)^3 + nH^2O$	17,8(anh.)	1,5 à 2,2 (anh.)	i.	$n=5, 6, 8, 9$ ou 12.
— de chrome et potassium (alun de chrome)....	$K^2Cr^2(SO^4)^4 + 24H_2O$	20	50	i.	
— de cobalt.......	$CoSO^4 + 7aq.$	4	ts.	i.	
— cuivrique.......	$CuSO^4 + 5aq.$	37	203	i.	
— — ammon.	$CuSO^4 + 4AzH^3 + aq.$	60	déc.	i.	30 s. glycérine.
— ferreux........	$FeSO^4 + 7aq.$	60	333	i.	25 s. glycérine.

Corps	Formules	Solubilité dans 100 p.			Remarques
		Eau froide	Eau chaude	Alcool concentré	
Sulfate ferreux ammon.	$Fe(AzH^4)^3,SO^4)^3 + 6aq.$	17.	ts.	i.	d. eau à 75° — 56.
— ferrique.......'...	$Fe^2(SO^4)^3 + 9aq.$	déc.	déc.	déc.	
— ferrico-potassi-que (alun de fer)...........	$K^2Fe^2(SO^4)^4 + 24aq.$	20	ts.	i.	
— de lithium......	$Li^2SO^4 + aq.$	35	28	ps.	
— de magnésium..	$MgSO^4 + 7aq.$	104	700	i.	
— de manganèse..	$MnSO^4 + 4aq.$	123	93	i.	plus s. à 60° qu'à l'ébul-lition.
— mercurique.....	$HgSO^4$	déc. i.		i.	
— — basique	$Hg^3(SO^4)O^2$	0,05	0,2	i.	
— de nickel.......	$NiSO^4 + 7aq.$	75	350	i.	
— de plomb.......	$PbSO^4$	0,005	i.	i.	s. tartrate am.
— de potassium...	K^2SO^4	10	26	i.	
— de potassium acide..........	$HKSO^4$	s.	s.	i. déc.	
— de potassium (bi) acide anhy-dre...........	$K^2S^2O^7$	33	100	déc.	
— de sodium......	Na^2SO^4	10	42	i.	
— — cristal.	$Fa^2SO^4 + 10aq.$	36	211	i.	Maximum de sol. d. eau à 33° — 305.

Corps	Formules	Solubilité dans 100 p.			Remarques
		Eau froide	Eau chaude	Alcool concentré	
Sulfate de sodium acide	NaHSO⁴ + 2aq.	50	100	i.	
— de strontium...	SrSO⁴	0,03	0,03	i.	
— de zinc.........	ZnSO⁴ + 7aq.	135	655	i.	35s. glycérine
Sulfite de potassium...	K²SO³	ts.	ts.	i.	ps. ÑaHSO³
— de sodium......	Na²SO³	25	100	i.	
— — acide.	NaHSO³	ts.	ts.	i.	
Sulfocyanate d'ammon.	AzH⁴CyS	105	ts.	s.	fond à 159°
— de potassium	KCyS	130	ts.	s.	$d=1,9$, fond à
					161°.
Sulfure d'ammonium...	(AzH⁴)²S	ts.	ts.	s.	
— antimonieux....	Sb²S³	i.	i.	i.	s. KHO ; tps.
					AzH³.
— d'arsenic rouge.	As²S²	i.	i.	i.	s. AmHS.
— d'arsenic jaune..	As²S³	i.	i.	i.	s. AmHS et
					AzH³.
— de baryum.....	BAS	s. déc.	s. déc.	i.	
— de cadmium....	CdS	i.	i.	i.	
— de carbone.....	CS²	i.	i.	∞	s. lentement
					KHO.
— cuivreux.......	Cu²S	i.	i.	i.	
— cuivrique.......	CuS	i.	i.	i.	
— ferreux........	FeS	i.	i.	i.	
— mercurique.....	HgS	i.	i.	i.	
— de molybdène..	MoS²	i.	i.	i.	
— de plomb......	PbS	i.	i.	i.	
— de potassium...	K²S	s.	s.	s.	

Corps	Formules	Solubilité dans 100 p.			Remarques
		Eau froide	Eau chaude	Alcool concentré	
Sulfure de potassium (penta)............	K^2S^5	s.	s.	s.	
— de sodium.......	Na^2S	s.	s.	s.	ts. glycérine.
— — (tétra).	Na^2S^4	s.	s.	peu s.	
— de strontium...	SrS	s. déc.	s. déc.	s.	
— de zinc..........	ZnS	i.	i.	i.	
Tungstate de potassium	$K^2TuO^4 + (1.2$ ou $5)$aq.	s.	s.	i.	
— ac. de potass.	$5K^2O,12TuO^3 + 11$aq.	1,4	s.	i.	
— de sodium...	$Na^2TuO^4 + 2$aq.	55	130	i.	
Vanadate d'ammonium.	$(AzH^4)VO^3$	s. (incol.)	ts. (jaune)	i.	
— de potassium.	KVO^3	ps.	ts.	i.	tps. KHO étend.

Alcools et dérivés de la série grasse

Corps	Formules	Densités	P. de fusion	P. d'ébull.	Sol. dans 100 p. eau
			$^{\circ}$	$^{\circ}$	
Alcool méthylique.........	$CH^3.OH$	0,814	liq.	66,3	∞
Bromure de méthyle......	CH^3Br	1,664	liq.	13	i.
Iodure —	CH^3I	2,1992	liq.	43,8	i.
Nitrate —	CH^3AzO^3	1,182 à 22°	liq.	66	ps.
Cyanure —	$CH^3.CAz$	0 8018 à 4°	— 41	82	s.
Isocyanure —	$CH^3.AzC$	0,7557 à 4°	— 45	59,6	10
Formiate —	$CH^3.CHO^2$	0,9447	liq.	33,4	ps.
Acétate —	$CH^3\ C^2H^3O^2$	0,9562	liq.	56	ts.
Oxalate —	$(CH^3)^2C^2O^4$	1,1566	50	163,5	ps. déc.
Benzoate —	$CH^3.C^7H^5O^2$	1,1026	liq.	199,7	i.
Salicylate —	$CH^3.C^7H^5O^3$	1,18 à 10°	liq.	222	ps.
Sulfure —	$(CH^3)^2S$	0,845 à 21°	liq.	41	i.
Méthylal.............	$CH^2(OCH^3)^2$	0,855 à 18°	liq.	42	33
Chloroforme............	$CHCl^3$	1,5252	liq.	63	1 p.
Bromoforme............	$CHBr^3$	2,90 à 12°	liq.	152	i.
Iodoforme............	CHI^3	2 env.	119		i.
Perchlorure de carbone...	CCl^4	1,6298	liq.	78,4	i.
Acide formique............		1,2227	8,5	105,3	∞
— cyanhydrique.......	$CAzH$	0,7058 à 7°	— 14	26,1	∞
Alcool éthylique.........	CH^3-CH^2OH	0,8095	liq.	78,4	∞
Chlorure d'éthyle.........	C^2H^5Cl	0,9214	liq.	11	2.

Alcaloïdes naturels.

Alcaloïdes	Formules	Points de fusion.	Solubilité dans 100 p.						
			Eau	Alcool	Huile d'olives	Éther	Chloro-forme	Pétrole	Benzine
Aconitine..	$C^{35}H^{47}AzO^7$	120	0,02 ; b 0,3	22	2,6	50	40	i.	ps.
Atropine...	$C^{17}H^{23}AzO^3$	90	0,3 ; b 2	40 : bts.	3	3 ; b 15	30	i.	3
Brucine....	$C^{23}H^{26}Az^2O^4+4aq.$		0,32 ; b 0,7	ts.	1,7	i.	56,7	ps.	1,7
Caféine.....	$C^8H^{10}Az^4O^2$		1 ; b 10	1 ; b 5		0,2	11	i.	s.
Cantharidine..	$C^{10}H^{12}O^4$	210	i	0,12 ; b 2,2		3	1,20		0,5
Cinchonidine..	$C^{20}H^{24}Az^2O$	206,5	0,04 ; b 0,07	8,5		1,3			
Cinchonine.	$C^{20}A^{24}Az^2O$	240	0,82 ; b 0,4	0,7 ; b 2	1	0,3	4,3		bs.
Codéine.....	$C^{18}H^{21}AzO^3+aq.$	100	1,3 : b 5,9	ts.		s.		i.	ts.
Digitaline..	$nC^5H^8O^3$		i.	8 : b 17		i.	tp.		i.
Emétine....	$C^{20}H^{30}Az^2O^5$		ps.	s.		i.	s.	s	s.
Esérine.....	$C^{15}H^{21}Az^3O^2$		ps.	s.		s.	s.	i.	s.
Morphine...	$C^{17}H^{19}AzO^3+aq.$		0,1 ; b 0,2	2 ; b 4	i.	s.	0,6		i.
Narcéine...	$C^{23}H^{29}AzO^9$	145,2	0,1 ; b 0,4	0,1 ; bs.		i.			i.
Narcotine..	$C^{22}H^{25}AzO^7$	176	0,06 ; b 0,15	1 ; b 4	1,25	1 ; b 2,5	34		5
Papavérine.	$C^{20}H^{21}AzO^4$	147	i.	ps ; bs.		ps.		i ; bs.	2,7
Pipérine....	$C^{17}H^{19}AzO^3$		i : bps.	3 ; b 100		1	s.	s.	s.
Quinidine..	$C^{20}H^{24}Az^2O^2+2aq.$	168	0.05	5		3	ps.		ps.
Quinine....	$C^{20}H^{24}Az^2+3aq.$	120	0,2 ; b 0,5	15 ; b 50	4,2	2	17,5	s.	s.
Santonine..	$C^{15}H^{18}O^3$	169	0,02 ; b 0,4	12 ; b 35		1,4 ; b 2,5	23		
Solanine...	$C^{43}H^{69}AzO^{16}$	235	i ; b 0,013	0,2 ; b 0,8	ps.	0,03			i.
Strychnine.	$C^{12}H^{20}Az^2O^2$		0,02 ; b 0,04	0,8 ; b 10	1	i.	14		0 6
Thébaïne...	$C^{19}H^{21}AzO^3$	193	i.	10		ts.			5,27
Théobromine..	$C^7H^8Az^4O^2$		0,1	0,07 ; b 2		0.6 ; b 0,2		i.	i.
Vératrine...	$C^{32}H^{52}Az^4O^3$	115	i, b. 0,1	ts.	1,7	15	58,5		s.

Sels des Alcaloïdes.

Sels	Formules	Solubilité dans 100 p.	
		Eau	Alcool
Aconitine, chlorhydrate	$C^{30}H^{17}AzO^7.2HCl + aq.$	s.	
Atropine, sulfate	$(C^{17}H^{25}AzO^3)^2H^2SO^4$	s.	
— valérianate	$C^{17}H^{23}AzO^3.C^8H^{10}O^2 + aq.$	s.	s.
Brucine, sulfate	$(C^{23}H^{26}Az^2O^4)^2H^2SO^4 + 7aq.$	s.	ps.
Cinchonine, chlorhydrate basique	$C^{20}H^{21}Az^2O.HCl + 2aq.$	4,1	76,9
— sulfate basique	$(C^{20}H^{21}Az^2O)^2H^2SO^4 + 2\ aq.$	1,5 ; b. 7	15 ; b. 60
Codéine, chlorhydrate	$C^{18}H^{21}AzO^3.HCl + 2\ aq.$	5 ; b. 100	
Conicine —	$C^8H^{15}Az.HCl$	ts.	s.
Morphine, acétate		4 ; bs.	ps.
— chlorhydrate	$C^{17}H^{19}AzO^3.HCl + 3aq.$	5 ; b. 100	2 ; b. 10
— sulfate	$(C^{17}H^{19}AzO^3)^2H^2SO^4 + 5aq.$	50	s.
Narcotine, chlorhydrate	$C^{22}H^{23}AzO^7.HCl$	s.	
Quinine, arséniate		s.	
— azotate	$C^{24}H^{21}Az^2O^2.HAzO^3 + 1/2\ aq.$	s.	
— chlorhydrate	$C^{20}H^{21}Az^2O^2.HCl + aq.$	4 ; bts.	
— chloroplatinate	$(C^{20}H^{21}Az^2O^2.HCl)^2PtCl^4 + 2aq.$	0,07 ; b. 0,8	i ; b. 0,05
— citrate	$(C^{20}H^{21}Az^3O^2C^6H^8O^7 + 5aq.$	0,1 ; b. 3	2 ; b. 30
— ferrocyanure	$(C^{20}H^{21}Az^2O^2)^2H^4FeCy^6 + 4aq.$	ps ; bs.	
— hypophosphite	$C^{20}A^{21}Az^2O^2.PH^3O^2$	2 ; bs.	
— lactate		s.	
— sulfate acide	$C^{20}H^{21}Az^2O^2.H^2SO^4 + 7\ 1/2\ aq.$	9 ; bts.	bts.
— — neutre	$(C^{20}H^{21}Az^2O^2.H^2SO^4 + 7aq.$	0,15 ; b. 3	1 ; b. 15
— valérianate	$C^{20}H^{21}Az^2O^2.C^5H^{10}O^2 + 12aq.$	1 ; b. 2,5	15 ; b. 100
Strychnine, azotate	$C^{21}H^{20}Az^2O^2.HAzO^3$	2 ; b. 50	2 ; b. 50
— chlorhydrate	$C^{21}H^{20}Az^2O^2,HCl + aq.$	2	
— sulfate	$(C^{21}H^{20}Az^2O^2)^2H^2SO^4 + 7aq.$	2	

VI. — *Chimie biologique*

Acide cholatique... $C^{24}H^{40}O^5$ + aq. crist. dans l'éther ou 2 1/2 aq. crist. dans l'alcool; ps. eau.

Acide glycocholique $C^{26}H^{43}AzO^3$, ps. eau froide et éther; ts. eau bouillante et alcool; déc. en glycocolle et acide cholalique; pr. par acétate de plomb.

Acide taurocholique $C^{26}H^{45}AzSO^7$, s. eau et alcool; i. éther; déc. en taurine et acide cholatique; pr. par sous-acétate de plomb.

Albumine........... Sol. eau, coagulée à 72° et ensuite insol.; pr. par alcool et acides minéraux sauf PO^4H^3, puis insol. dans eau; rien avec ac. acétique; solut. pr. par éther.

Bilirubine. .... $C^{16}H^{18}Az^2O^3$, ps. eau, alcool, éther; ts. chloroforme, benzine, CS^2 bouillant, alcalis.

Biliverdine... ...... $C^{16}H^{20}Az^2O^5$, i. eau, éther, $CHCl^3$; s. alcalis et carbonates alc., acide acétique glacial.

Caséine............ Non coagulée par chal.; pr. par alcool, acides, sels et pepsine; sol. excès acides organiques.

Cholestérine....... Alcool $C^{27}H^{44}O$, fus. 145°, i. eau; s. 1 p. alcool froid; ts. alcool bouillant, éther, benzine, $CHCl^3$.

Chondrine......... S. eau bouillante, coagulée à froid, pr. par alcool et ensuite sol. ecu; pr. acides et sels sol. dans excès.

Fibrine............ I. eau, sol. $KAzO^3$; décompose eau oxygénée.

Gélatine........... Comme chondrine; pr. par tannin.

Paraglobuline..... Solut. pr. par CO^2, acides et métaglobuline; sol. alcalis étendus et NaCl.

Métaglobuline..... Solut. pr. par CO^2, acides, alcool éthéré, sels, et paraglobuline.

Myosine........... Coagulée par eau froide, alcool, sels concentrés; HCl la transforme en syntonine.

Sérine............ Comme albumine; la solut. ne pr. pas par éther.

Syntonine......... I. eau, sol. acides organiques, HCl et alcalis étendus.

16.

Hémoglobine....... 0,43 p. 0/0 Fe; cristallisé; spectre d'absorption; sol. décomp. par chal. et acides, pr. par alcool

Hématine.......... $C^{96}H^{102}Fe^{3}Az^{12}O^{18}$ 1, eau, alcool, éther, $CHCl^{3}$, ac. étendus; sol. acide acétique glacial. alcool acidulé et alcalis.

Mat. albuminoïdes.. $C^{72}H^{112}Az^{18}SO^{22}$; solut. pr. par tannin, ferrocyanure, chlorure mercurique, acétate et sous-acétate de plomb; col. rouge avec réactif de Millon.

Pepsine............ Sol. eau et glycérine; i. alcool. Digère fibrine.

VII. — *Électricité.*

Lorsqu'on réunit par un fil métallique les deux pôles d'un appareil producteur d'électricité, il se produit dans ce fil un phénomène que l'on désigne sous le nom de *courant électrique* et que l'on considère comme un écoulement d'électricité comparable à l'écoulement d'un liquide dans un tuyau.

Le *sens* d'un courant se définit par son action sur une aiguille aimantée d'après la règle d'Ampère; l'aiguille aimantée tend à se mettre en croix avec le fil métallique que traverse le courant. Imaginant un observateur couché sur ce fil et regardant l'aiguille, de façon à avoir à sa gauche le pôle austral (extrémité qui se dirige vers le nord) le courant va des pieds vers la tête de l'observateur.

Quand le sens du courant est toujours le même, le courant est *continu;* si ce sens varie à intervalles réguliers le courant est *alternatif;* le nombre de variations de sens par unité de temps est la *fréquence* du courant alternatif.

Dans le courant électrique, il s'écoule une certaine *quantité d'électricité*, par unité de temps, qui dépend de la différence de *tension électrique* ou de potentiel entre deux points du conducteur.

La quantité d'électricité déplacée par unité de temps est l'*intensité* du courant; on l'exprime au moyen d'une unité appelée *ampère* et on la mesure au moyen d'appareils appelés *ampères mètres*, que l'on fait traverser par le courant.

La différence de potentiel entre deux points du conducteur s'appelle aussi *force électro-motrice* ou *voltage;* on l'exprime au moyen d'une unité appelée *volt* et on la mesure avec des appareils appelés *volt-mètres* que l'on réunit par des fils métalliques aux deux points considérés.

Ex.: Si l'on intercale dans un conducteur un ampère mètre qui marque la division 6 et si un volt mètre réuni aux extrémités de ce conducteur marque la division 36, on dit que le conducteur est traversé par un courant d'une intensité de 6 ampères sous une différence de potentiel ou une force électro-motrice de 36 volts. Chaque conducteur est caractérisé par sa *résistance* qui est égale au quotient de la différence du potentiel entre les extrémités par l'intensité du courant; l'unité de résistance s'appelle *Ohm*.

La relation entre la résistance R d'un conducteur, l'intensité I du courant qui le traverse et la force électro-motrice E entre les extrémités est représentée par les formules.

$$R = \frac{E}{I} \text{ ou } I = \frac{E}{R} \text{ ou } E = IR$$

on la désigne sous le nom de *loi de Ohm*.

On considère aussi dans un courant électrique la *quantité d'électricité* mise en jeu pendant un certain temps ; on l'exprime soit en *coulombs*, le coulomb étant la *quantité d'électricité* déplacée pendant une seconde dans un courant dont l'intensité est de un ampère, soit en *ampères-heures*, l'ampère heure valant 3.600 coulombs. Un courant d'une intensité de quatre ampères agissant pendant trois heures correspond à un débit de douze ampères-heures ou de 43200 coulombs.

La *puissance* d'un courant s'exprime en *watts* ; le watt est le travail que produirait en une seconde un courant de un ampère sous une différence de potentiel d'un volt, en supposant que l'énergie électrique se transforme intégralement en énergie mécanique. Un watt équivaut à $\dfrac{1}{9.81}$ kilogrammètres par seconde ; un cheval vapeur vaut 736 watts.

La puissance P d'un courant est liée à la force électromotrice E et à l'intensité I par la relation

$$P = E \times I.$$

Un courant de 10 ampères, sous une différence de potentiel de 80 volts, a une puissance de 800 watts.

On emploie dans la pratique, outre les unités énoncées, des multiples et des sous-multiples.

Le préfixe *mega* indique la multiplication par					1.000.000
—	*myria*	—	—	—	10.000
—	*kilo*	—	—	—	1.000
—	*hecto*	—	—	—	100
—	*deca*	—	—	—	10
—	*deci*	indique	la	division	10
—	*centi*	—	—	—	100
—	*milli*	—	—	—	1.000
—	*micro*	—	—	—	1.000.000

Ainsi un *megohm* vaut 1 millions d'ohms.

1 *kilowatt* vaut mille watts.

1 *milli-ampère* vaut 1 millième d'ampère.

1 *microhm* vaut 1 millionième d'ohm.

Pile électrique

Appareil qui transforme l'énergie chimique en énergie électrique. Par convention on suppose que le développement d'énergie électrique produit par l'action chimique se manifeste sous forme de flux ou de courant électrique dont on définit le sens en disant que dans le circuit extérieur le courant produit va du pôle positif au pôle négatif, et, à l'intérieur, de l'élément du pôle négatif au pôle positif.

Lorsque dans une batterie (réunion de plusieurs piles) le pôle + (1) du premier élément est relié au pôle — du second, le + du second au — du troisième, on dit que les éléments sont montés en tension ou en série.

Lorsque dans une batterie tous les pôles + sont reliés entre eux et tous les pôles — entre eux les éléments sont montés en dérivation.

Electrolyse : décomposition d'un liquide ou d'une solution par l'action d'un courant, les corps ainsi décomposés se nomment électrolytes. Les deux lames plongeant dans le liquide à électrolyser s'appellent électrodes, celui qui correspond au pôle positif de la pile est l'anode, l'autre le cathode.

(1) + pole positif.
— pole négatif.

Lois de Faraday.

Un corps simple ne peut pas être un électrolyte.

L'électrolyse ne se produit pas lorsque le corps est à l'état solide. La quantité d'action électrochimique est la même à chaque instant en tous les points d'un circuit.

L'équivalent électrochimique d'un corps est le rapport de la quantité d'électricité qui traverse une cuve électrolytique à la masse du corps libérée par son action. L'équivalent électrochimique est proportionnel à l'équivalent chimique.

Réciproquement, la quantité d'électricité qui a traversé un électrolyte dans un temps donné est égale à la masse de l'ion libérée divisée par l'équivalent électrochimique de cet ion.

Loi de Joule.

La quantité de chaleur H dégagée dans un conducteurs est proportionnelle à la résistance du conducteur R, au carré de l'intensité I du courant et au temps t pendant lequel le courant passe. On a alors : $W = RI^2 t$
Combinée avec la loi d'Ohm la loi de Joule prend la forme

$$W = EIt = \frac{E^2}{R} t.$$

TABLE DES MATIÈRES

Poitiers. — Imp. Blais et Roy, 7, rue Victor-Hugo.

www.ingramcontent.com/pod-product-compliance
Ingram Content Group UK Ltd.
Pitfield, Milton Keynes, MK11 3LW, UK
UKHW021850070726
13613UKWH00001B/94